趣味记忆“药药通”

中药功效速记图册

张程　宋宇轩——主编

中国科学技术出版社
·北　京·

图书在版编目（CIP）数据

趣味记忆“药药通”：中药功效速记图册 / 张程，宋宇轩主编. —北京：中国科学技术出版社，2025.7

ISBN 978-7-5236-1270-5

Ⅰ. R285-64

中国国家版本馆 CIP 数据核字第 2025SH1831 号

策划编辑 韩　翔　于　雷
责任编辑 韩　翔
文字编辑 卢兴苗
装帧设计 东方信邦
责任印制 徐　飞

出　　版 中国科学技术出版社
发　　行 中国科学技术出版社有限公司
地　　址 北京市海淀区中关村南大街16号
邮　　编 100081
发行电话 010-62173865
传　　真 010-62179148
网　　址 http://www.cspbooks.com.cn

开　　本 889mm×1194mm　1/32
字　　数 111千字
印　　张 6.5
版　　次 2025年7月第1版
印　　次 2025年7月第1次印刷
印　　刷 北京盛通印刷股份有限公司
书　　号 ISBN 978-7-5236-1270-5/R・3448
定　　价 45.00元

编著者名单

主　编　张　程　宋宇轩

副主编　周　毅　刘雪丽

李　程　乙春梅

陆李安琪

编　者　张紫棋　覃　悦

刘　佳　刘淑娟

内 容 提 要

编者以新版《中药学》教材为依据，亲手绘制了近百幅有趣的插图，将图像记忆法与谐音联想记忆法相结合，形成一种新型趣味记忆法，改变人们对中药学习枯燥乏味的刻板印象，帮助读者从趣味记忆学习中获得乐趣，增强学习的主动性、积极性，进而快速记住上百味中药的基础功效。本书内容新颖，阐释风趣，易学易用，可为中药学记忆法、教学法研究提供有益参考，亦可供各级中医药院校的授课教师及参加中医药相关考试的学生参考阅读。

写在前面

阅读此书，你将会有以下两点收获。

第一点，用较短的时间记住数百味中药的功效。与传统速记口诀相比，我们增加了趣味手绘，从视觉上辅助记忆，使得记忆更加牢固，背诵更加有趣。

第二点，突出功效相似药物之间的对比，更加符合各类考试的方向，“看相同，抓不同”往往是考试得分的关键，在趣味记忆功效的同时还能够知道考试更容易考什么，从此不畏惧中药功效的考查。

阅读此书时，需要注意以下三点事项。

第一点，本书为学习《中药学》的辅助读物，目的是更好地帮助中医学子熟练记忆中药的功效。

第二点，本书中药物的名称及功效，均以钟赣生、杨柏灿主编的《中药学》［全国高等中医药院校规划教材（第十一版）］一致，并依据章节和功效的相似程度进行综合交叉分组。分组进行记忆，能够化多为少，突出重点。

第三点，本书每一味中药皆有手绘插图，功效的口诀在图片正上方，对于口诀的解释在“Anki 学长小贴士”中。本书中的“替代字”如下。

“我”代表“热”：谐音记忆。

“run”代表“润”：谐音记忆。

音 xue 代表“止血”：本书凡是读音为“xue”的，均为“止血”（后以拼音进行代替的均为此义）。

音 xie 代表“止泻”。

“上”代表“敛肺”：记住“上敛肺，下止痛”。

“下”代表“止痛”。

音 zuo 代表“解毒”：记住“左解毒，右散结”。

音 you 代表“散结”。

音 qian 代表“固精”：可联想“精”从“前”阴出记忆。

音 hou 代表“涩肠”：可联想肠中大便从“后”阴出记忆。

编　者

目　录

第 1 章　解表药

第一组　麻黄　香薷

药名	功效
麻黄 （发汗解表要药、治肺气壅遏所致喘咳胸闷要药）	**发**汗解表 宣肺平**喘** 利**水**消肿 散**寒**通**滞**

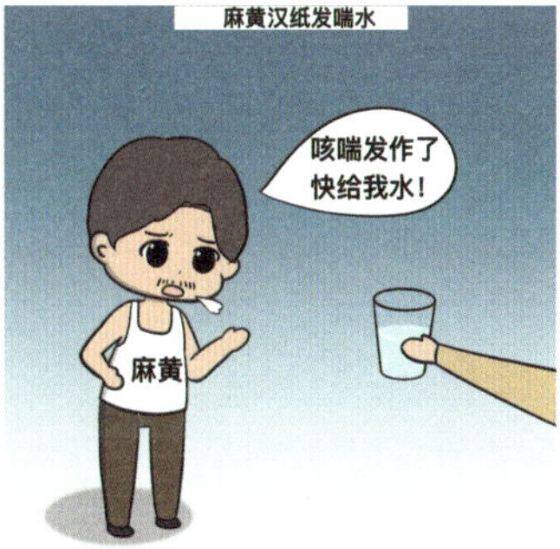

Anki 学长小贴士：麻黄这个“汉纸”咳喘发作了，说“快给我水”

药名	功效
香薷 夏月麻黄	**发**汗解表 **化**湿和**中** 利**水**消肿

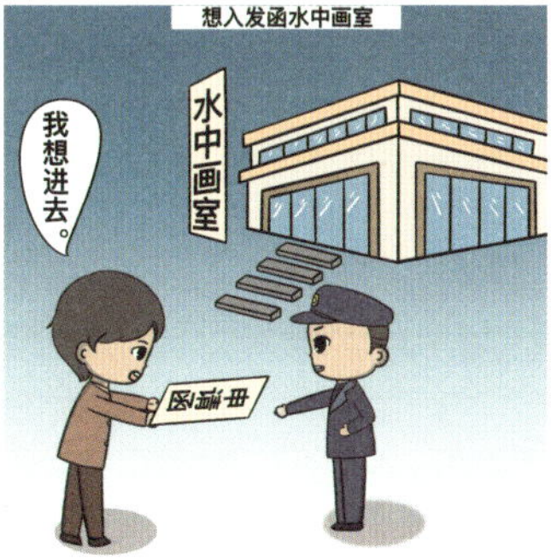

Anki 学长小贴士：想进入参观得发函给水中画室

药 药 通

药物	功效
麻黄	发汗解表，宣肺平喘，利水消肿，散寒通滞
香薷	发汗解表，化湿和中，利水消肿
浮萍	宣散风热，透疹止痒，利尿消肿 （解表药）
地龙	清热定惊，平喘，通络，利尿，降压 （平肝息风药）

第二组　白芷　细辛　苍耳子　辛夷

药物	功效
白芷	**解**表散寒 祛**风**止**痛** 宣通**鼻**窍 燥湿**止带** 消**肿**排脓 祛风止**痒** 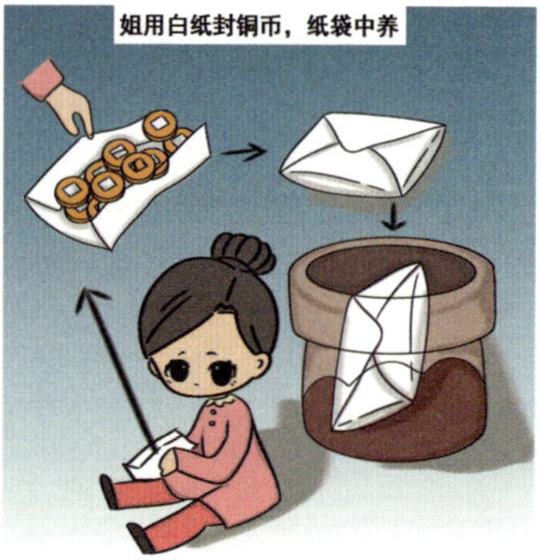
Anki 学长小贴士：姐姐用白纸把铜币封起来，装入纸袋中养着这些铜币	

药物	功效
细辛	**解**表散寒 祛**风**止痛 通鼻**窍** 温**肺化饮** （通关开**窍**醒神） 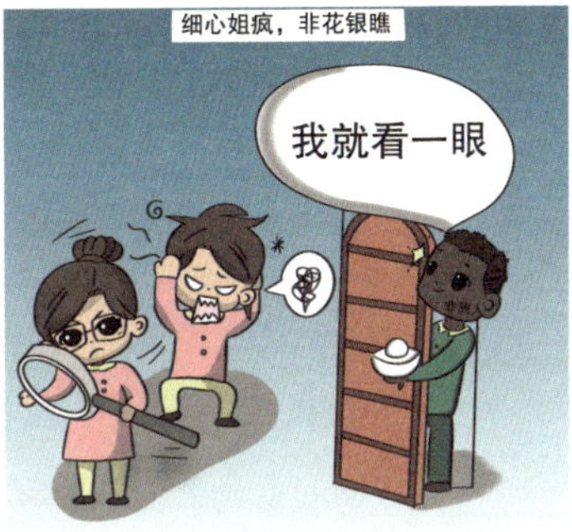

Anki 学长小贴士：细心的姐姐疯了，非洲人都花银子来瞧瞧

药物	功效
苍耳子	散风寒 通**鼻**窍 **祛风湿** **止痛** 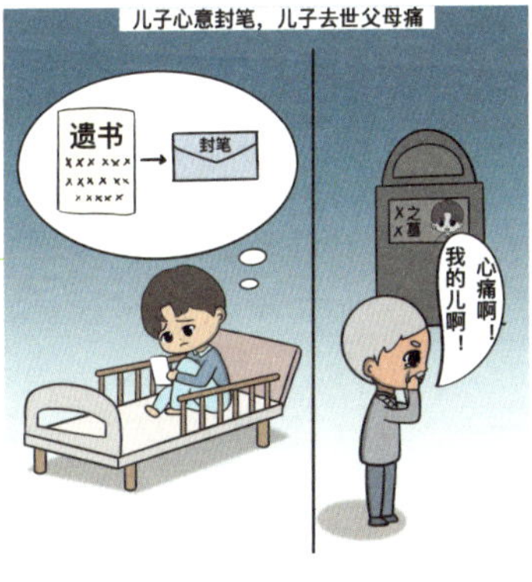
辛夷 （治鼻渊、鼻鼽、鼻塞流涕之要药）	散风寒 通**鼻**窍

Anki 学长小贴士：儿子（在病床上）一心一意地写完遗书，封笔后，儿子去世了父母心痛

药 药 通

药物	功效
白芷	解表散寒，祛风止痛，宣通鼻窍，燥湿止带，消肿排脓，祛风止痒
细辛	解表散寒，祛风止痛，通鼻窍，温肺化饮，通关开窍醒神
苍耳子	散风寒，通鼻窍，祛风湿，止痛
辛夷	散风寒，通鼻窍
独活	祛风除湿，通痹止痛，解表 （祛风湿药）

第三组　防风　羌活　藁本

药物	功效
防风	祛风解**表** 胜**湿**止**痛** 止痉 升清**燥湿** 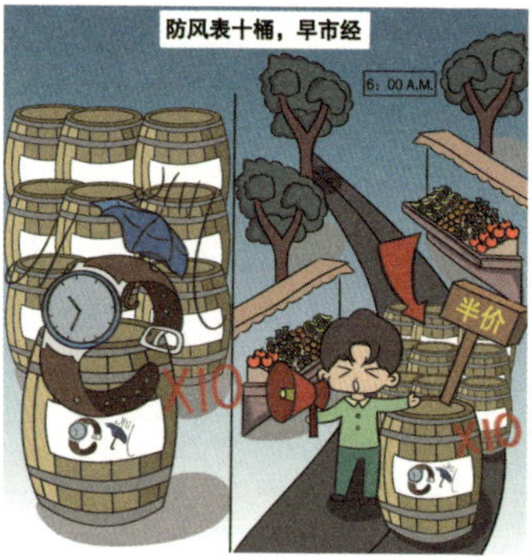

Anki 学长小贴士：防风的表有十桶货，到早市经销

药物	功效
羌活	解表散寒 祛风除湿 止痛
藁本	祛风散寒 除湿止痛

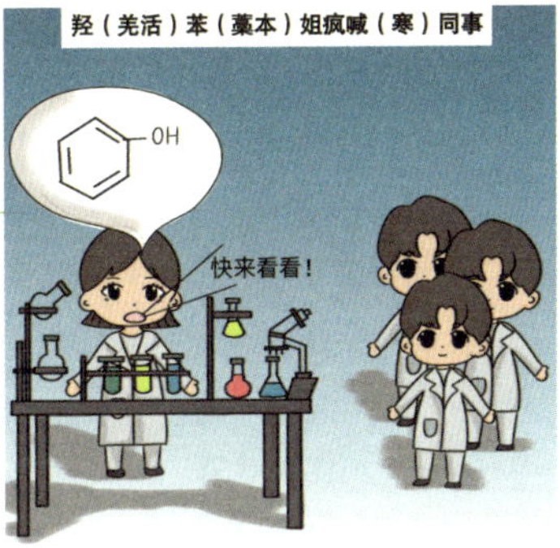

Anki 学长小贴士：姐姐发现了化合物“羟基苯”（苯酚），她疯狂喊同事来围观

第四组　荆芥

药物	功效
荆芥	解表散风 透疹 消疮 收敛止血（炒炭）

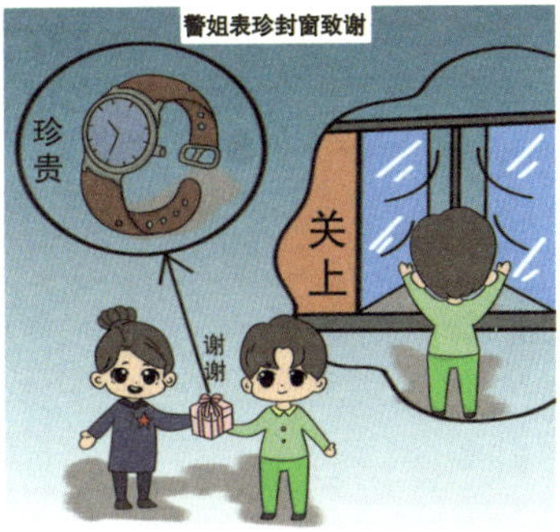

Anki 学长小贴士：警队一姐的表很珍贵，向帮忙封住窗户的战友致谢

第五组　生姜

药物	功效
生姜	解表散寒 温中止呕 化痰止咳 解鱼蟹毒 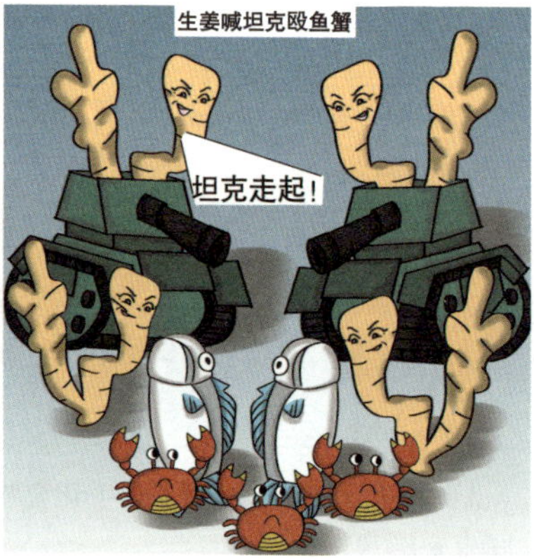

Anki 学长小贴士：生姜军队喊来坦克围殴一群鱼兵蟹将

药　药　通

药物	功效
生姜	解表散寒，温中止呕，化痰止咳，解鱼蟹毒
干姜	回阳通脉，温中散寒，温肺化饮 （温里药）
高良姜	散寒止痛，温中止呕 （温里药）
炮姜	温经止血，温中止痛 （止血药）

第六组　紫苏叶

药物	功效	
紫苏叶	**解表**散寒 行气和**胃** 理气安胎 解**鱼蟹毒**	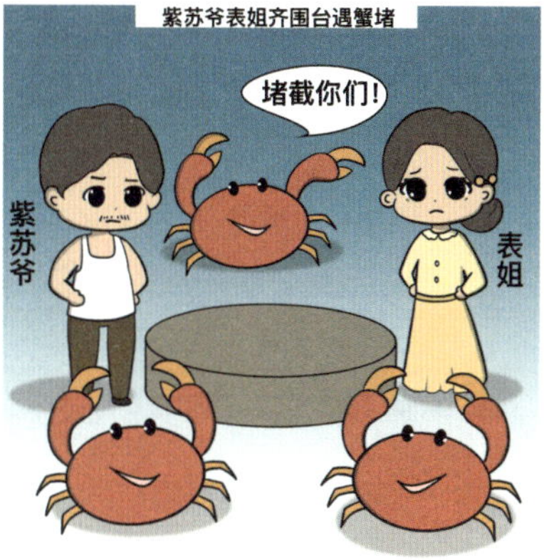

Anki 学长小贴士：紫苏爷和表姐一起围着台子遇到螃蟹堵截他们

药　药　通

药物	功效
紫苏叶	解表散寒，行气和胃，理气安胎，解鱼蟹毒
紫苏子	降气化痰，止咳平喘，润肠通便 （化痰止咳平喘药）

第七组　桂枝

药物	功效
桂枝	发汗解**肌** **温通**经脉 助**阳**化**气** 平冲**降逆**

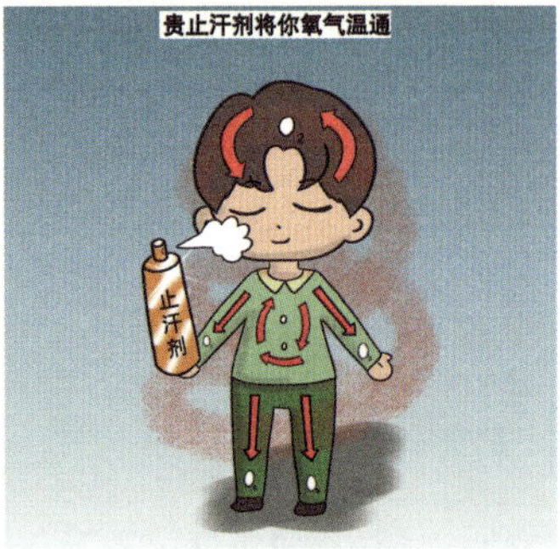

Anki 学长小贴士：用昂贵的止汗剂将你身体里的氧气温暖且通畅（从而发汗）

药　药　通

药物	功效
桂枝	发汗解肌，温通经脉，助阳化气，平冲降逆
肉桂	散寒止痛，温通经脉，补火助阳，引火归元（温里药）

第八组　葱白

药物	功效
葱白	**发汗**解表 散**寒**通阳 外敷**散结**通络下**乳**，解**毒**

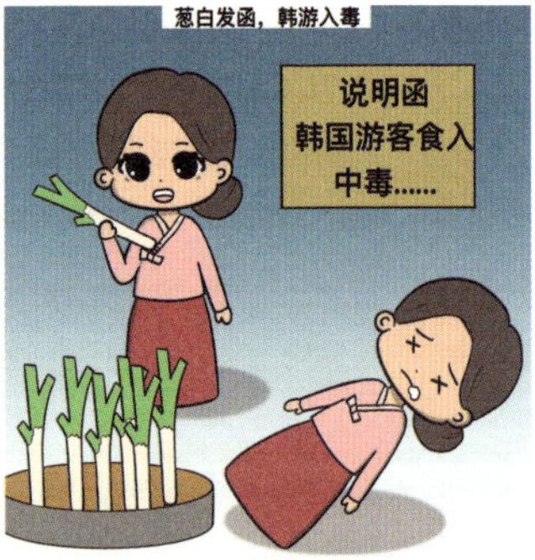

Anki 学长小贴士：葱白发表了说明函，对韩国游客食入中毒事件进行解释

第九组　蔓荆子　薄荷　牛蒡子　蝉蜕

药物	功效	
蔓荆子	疏散**风热** 清利**头目** 祛风止**痛**	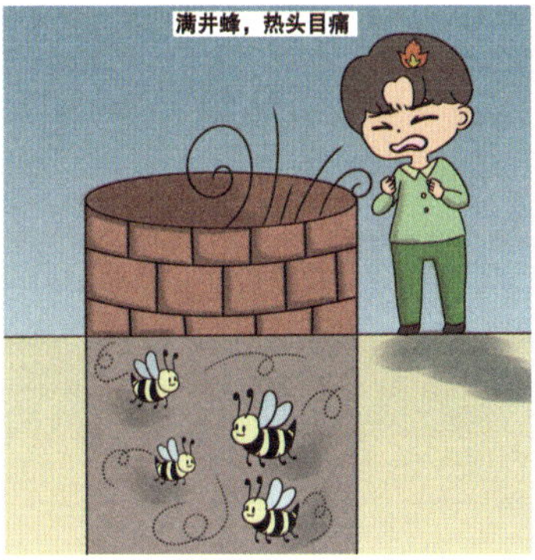

Anki 学长小贴士：满井的蜂一起煽动翅膀，热得我头和目都发痛

药物	功效	
薄荷	疏**散**风**热** 清利**头目** 利**咽** **透**疹 **疏肝**行气 芳香辟秽 **化湿**和中	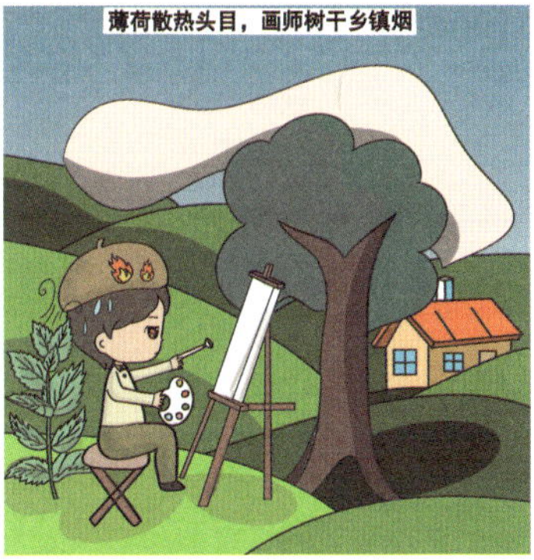

Anki 学长小贴士：吃薄荷能让头目散热，利于创作，于是画师对着树干和乡镇炊烟作画

药物	功效
牛蒡子	疏散风热 宣肺祛痰 利咽透疹 解毒消肿 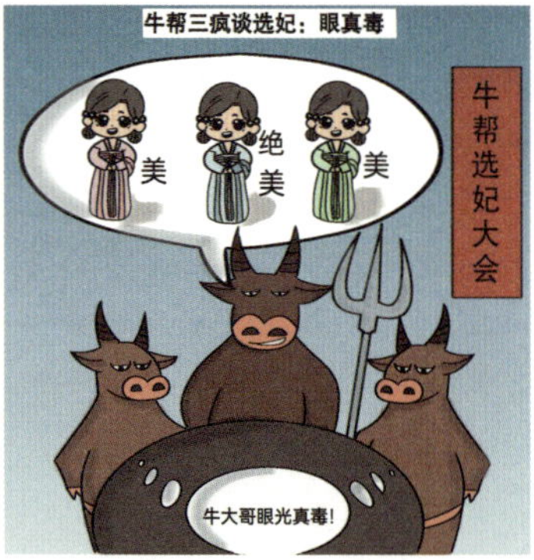

Anki 学长小贴士：牛帮的三个大疯子谈论今天选妃的事，说："牛大哥眼光真毒！"

药物	功效
蝉蜕	疏散风热 利咽开音 透疹 明目退翳 息风止痉 镇静安神 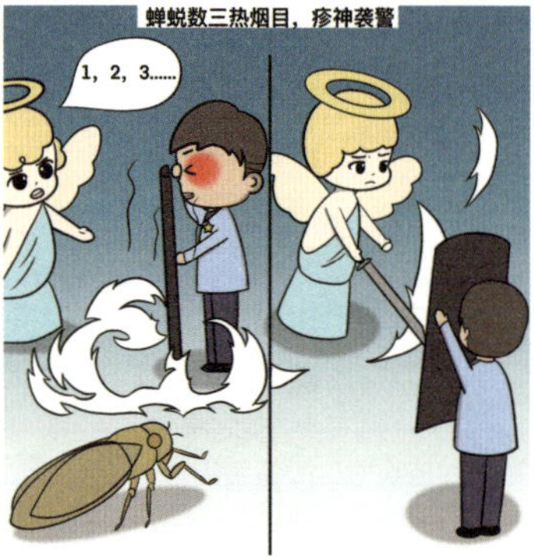

Anki 学长小贴士：蝉蜕数三声，突然放出热烟刺激大家的眼目，这是为了掩护长满疹子的"疹之神"而袭击警察

药药通

药物	功效
蔓荆子	疏散风热，清利头目，祛风止痛
薄荷	疏散风热，清利头目，利咽，透疹，疏肝行气，芳香辟秽，化湿和中
牛蒡子	疏散风热，宣肺祛痰，利咽透疹，解毒消肿
蝉蜕	疏散风热，利咽开音，透疹，明目退翳，息风止痉，镇静安神
胖大海	清热润肺，润肠通便，利咽开音 （化痰止咳平喘药）
诃子	敛肺止咳，降火利咽，涩肠止泻 （收涩药）
桔梗	宣肺，祛痰，利咽，排脓，开宣肺气而通利二便 （化痰止咳平喘药）

第十组　柴胡　葛根　升麻

药物	功效
柴胡 （少阳证要药）	**疏散退热** **升举阳气** **疏肝解郁** **截疟**

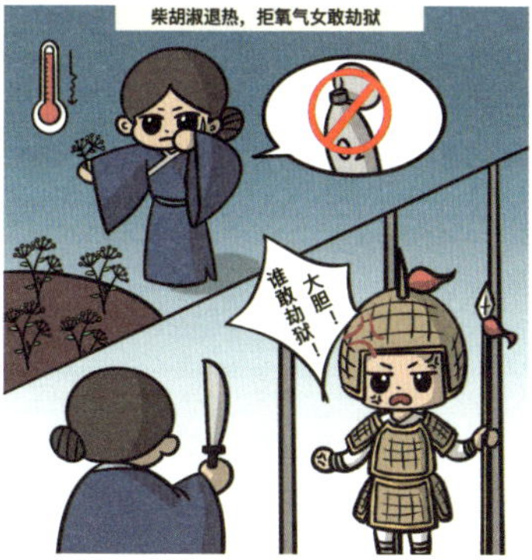

Anki 学长小贴士：种柴胡的淑女退热后，不仅拒绝氧气治疗，小女子竟还敢去劫狱

药物	功效	
葛根	解肌退热 生津止渴 透疹 升阳止泻 通经活络 解酒毒	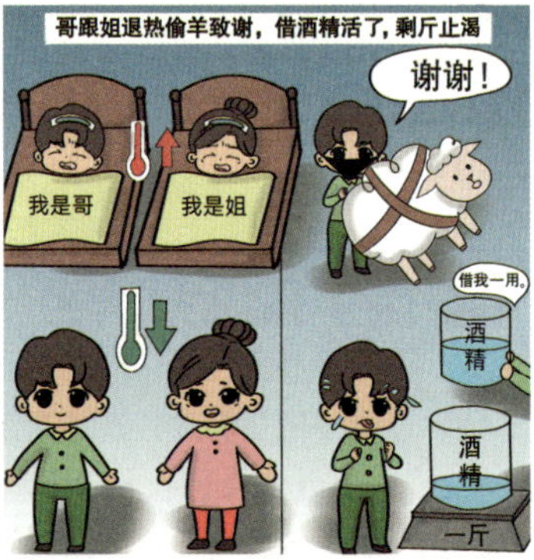

Anki 学长小贴士：哥哥跟姐姐都退热了，偷羊向医院致谢，因为借了一壶酒精他们才活了下来，现在还剩下一斤能止渴（注：酒精成分会导致体内水分加速排出，无法解渴，甚至引起口干。）

药物	功效	
升麻	发表透疹 升举阳气 清热解毒	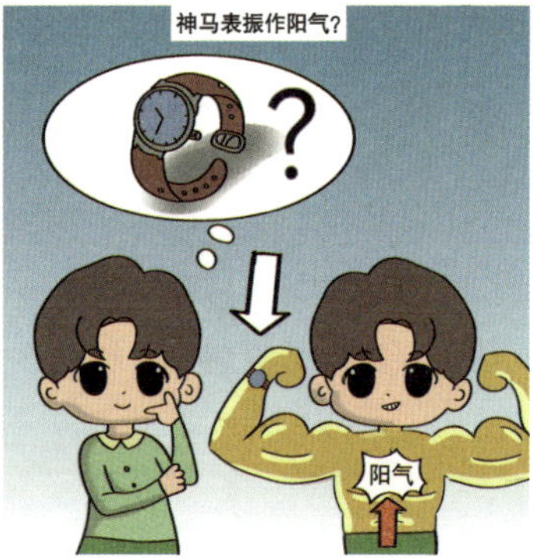

Anki 学长小贴士：神马手表可以振作一身阳气

药 药 通

药物	功效
柴胡	疏散退热，升举阳气，疏肝解郁，截疟
葛根	解肌退热，生津止渴，透疹，升阳止泻，通经活络，解酒毒
升麻	发表透疹，升举阳气，清热解毒
白前	降气，祛痰，止咳 （化痰止咳平喘药）
前胡	降气化痰，散风清热 （化痰止咳平喘药）

第十一组 桑叶 菊花

药物	功效
桑叶	**疏**散风热 **平**抑肝阳 **清**肝**明**目 **清肺润燥** 凉血止**血**
菊花	**疏**散风热 **平**抑肝阳 **清**肝**明**目 清热解**毒**

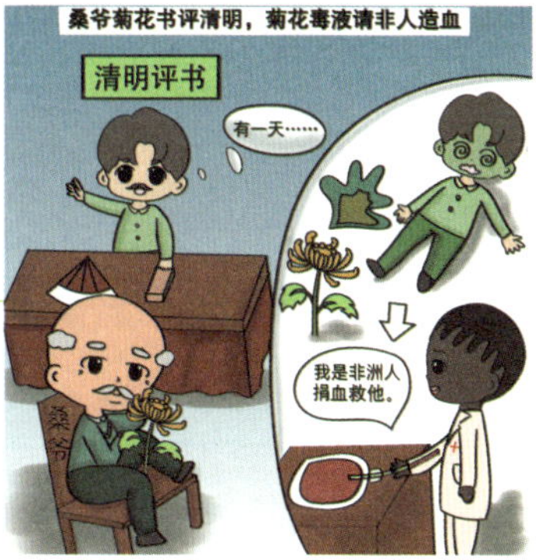

Anki 学长小贴士：桑爷带着菊花参加清明节的评书讲座，菊花能喷毒液，需要请非洲人捐血救人

药 药 通

药物	功效
桑叶	疏散风热，平抑肝阳，清肝明目，清肺润燥，凉血止血
菊花	疏散风热，平抑肝阳，清肝明目，清热解毒
野菊花	清热解毒，泻火平肝 （清热药）

第十二组　木贼　谷精草

药物	功效
木贼	**疏散风热** **明目退翳**
谷精草	

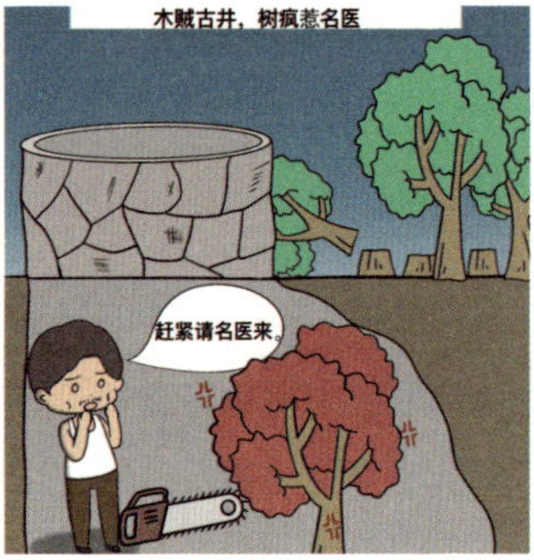

Anki 学长小贴士：伐木贼不小心掉进古井里，发现井内一棵树疯了，大喊，赶紧请名医来

第十三组　淡豆豉　浮萍

<table>
<tr><th>药物</th><th>功效</th></tr>
<tr><td>淡豆豉</td><td>解表
除烦
宣发郁热
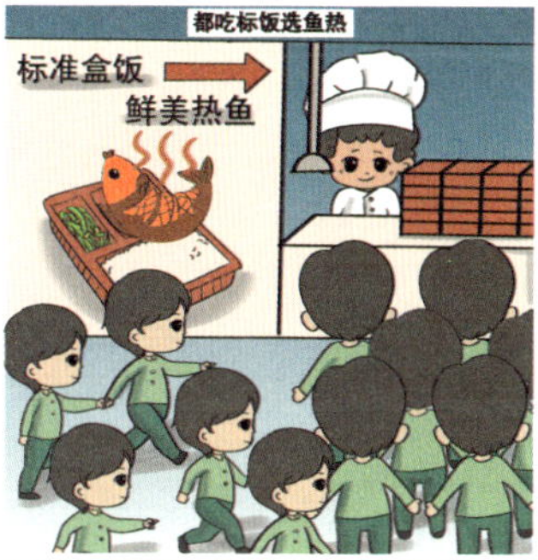
</td></tr>
<tr><td colspan="2">Anki 学长小贴士：全体人都只能吃标准的饭菜，所以最好先去排队，选择鱼比较热的那份饭</td></tr>
</table>

<table>
<tr><th>药物</th><th>功效</th></tr>
<tr><td>浮萍</td><td>宣散风热
透疹止痒
利尿消肿
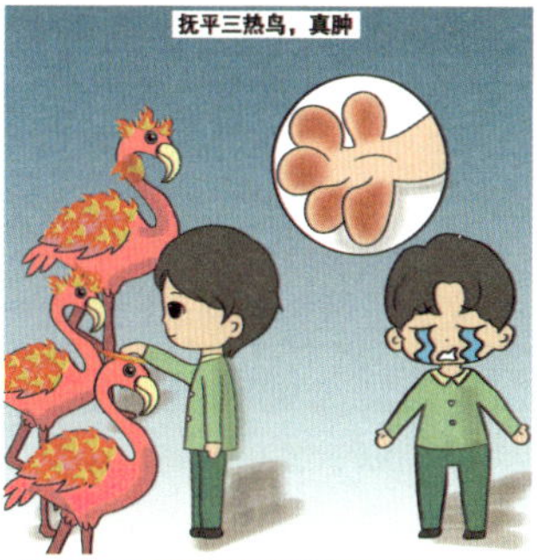
</td></tr>
<tr><td colspan="2">Anki 学长小贴士：用手抚平三只热火鸟的毛，结果手被烫得真肿啊</td></tr>
</table>

第2章　清热药

第十四组　石膏　知母　淡竹叶　栀子

药物	功效	
石膏 （清泻肺胃二经气分实热要药）	清热泻**火** **除烦**止渴（生用） 收**湿** 生**肌** 敛**疮** 止**血**（煅用）	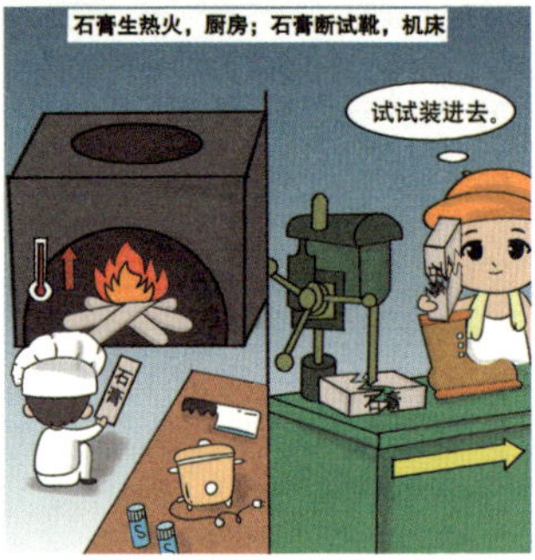

Anki学长小贴士：用石膏可以生热火，在厨房常用。断了的石膏可以用来尝试打造靴子，在机床常用

药物	功效	
知母	清热**泻火** 滋**阴润燥**	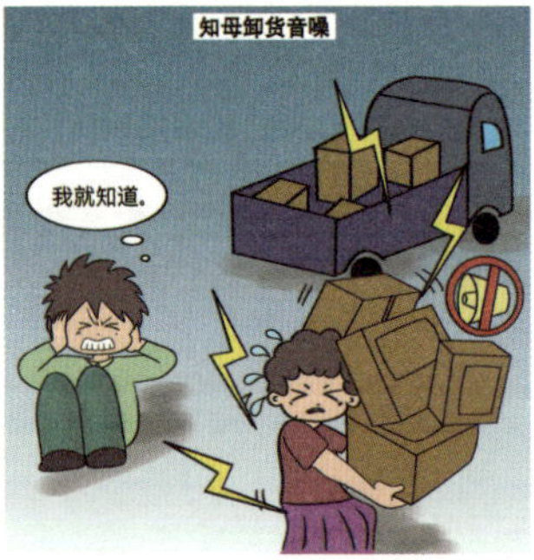

Anki学长小贴士：知道母亲在卸货，因为发出了噪音

药物	功效
淡竹叶	**清**热**泻火** 除**烦**止渴 利**尿**通**淋**

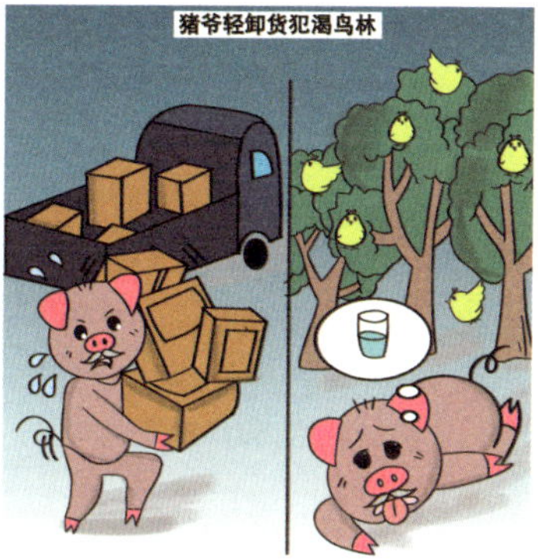

Anki 学长小贴士：猪大爷轻轻地卸货，累得在鸟林子里犯渴了

药物	功效
栀子 （治热病心烦、躁扰不宁要药）	清热利**湿** 泻**火**除**烦** **凉**血解**毒** 外用**消肿**止**痛** **凉血止**血（**焦**栀子及栀子**炭**）

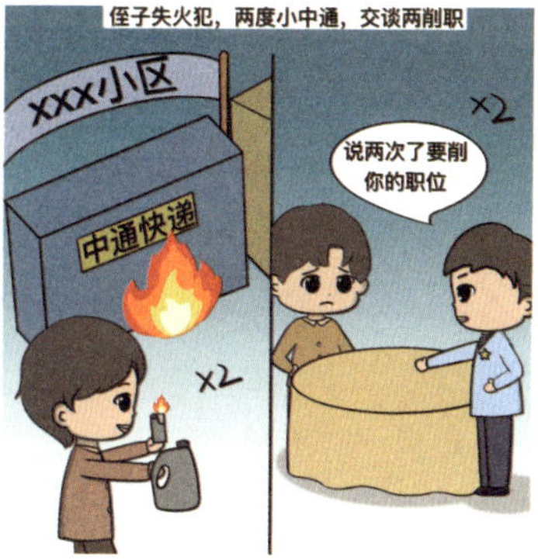

Anki 学长小贴士：侄子是导致失火的罪犯，两度烧了小区的中通快递。交谈过，两次就要削掉侄子的职位

第十五组　天花粉　芦根

药物	功效
天花粉	清热泻火 生津止渴 消肿排脓

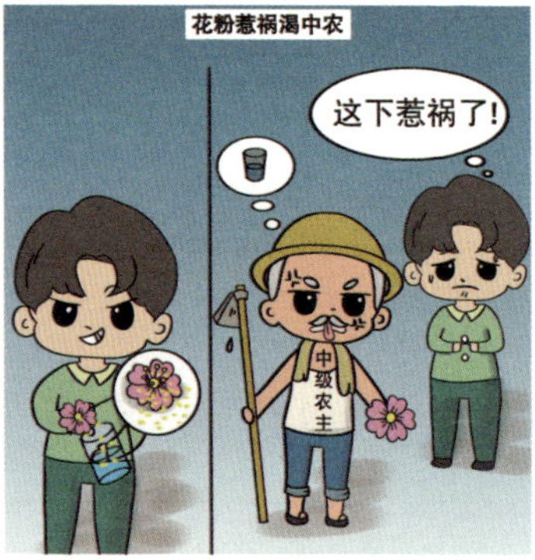

Anki 学长小贴士：水杯里放了很多花粉，这下可惹祸了，把中级农主渴得不行

药物	功效
芦根	清热泻火 生津止渴 除烦 利尿 止呕

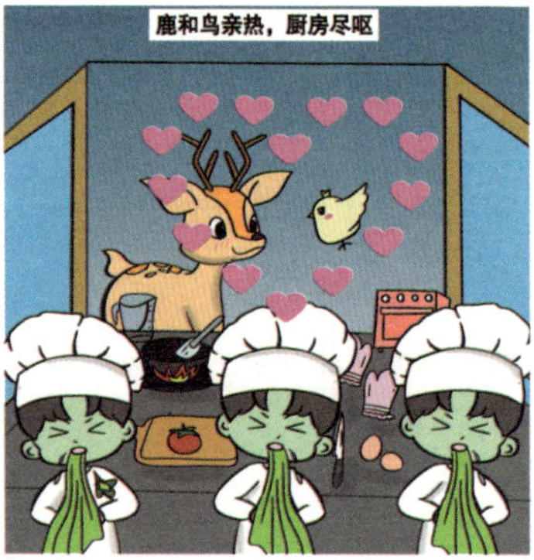

Anki 学长小贴士：鹿和鸟在亲热，厨房里的人都被恶心到尽情呕吐

药 药 通

药物	功效
天花粉	清热泻火，生津止渴，消肿排脓
芦根	清热泻火，生津止渴，除烦，利尿，止呕
白茅根	凉血止血，清热利尿 （止血药）

第十六组 夏枯草 决明子 密蒙花

药物	功效
夏枯草	清肝泻**火** **明目** **散结**消肿 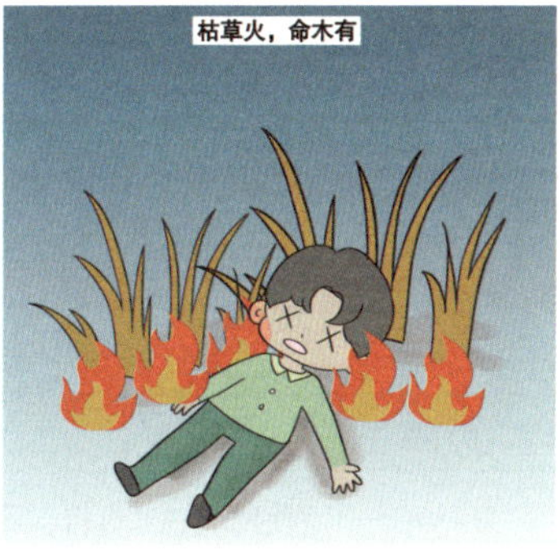

Anki 学长小贴士：在荒野里，枯草着火了，命就“木有”啦

药物	功效
决明子	**清**热**明**目 润**肠**通**便** （泻**肝**火、平肝） 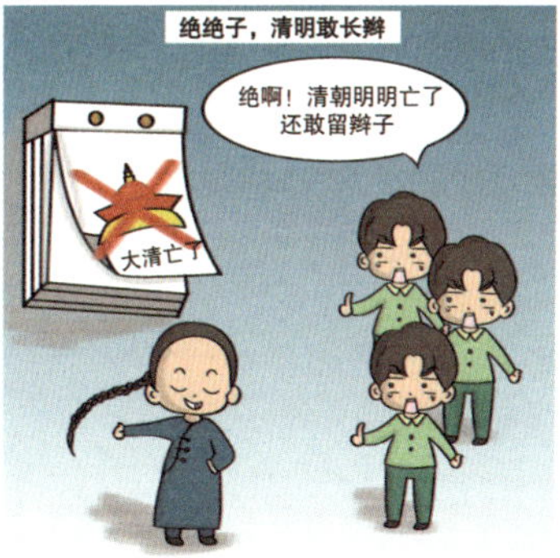

Anki 学长小贴士：绝绝子啊，清朝明明都灭亡了还敢扎长长的辫子

药物	功效
密蒙花	清热泻火 养肝明目 退翳 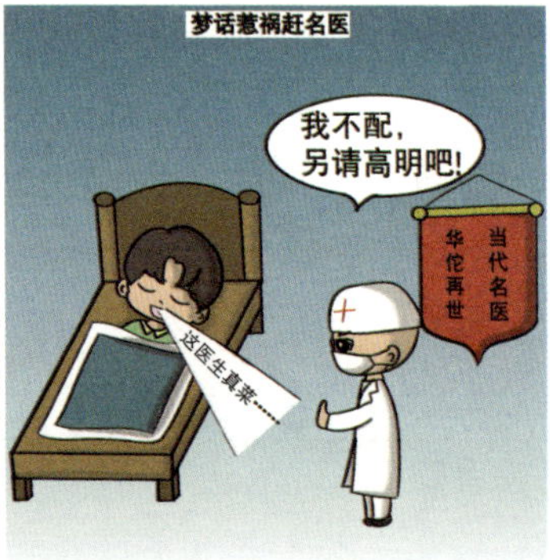

Anki 学长小贴士：没想到说梦话惹祸了，竟把名医赶走了，哎

药 药 通

药物	功效
夏枯草	清肝泻火，明目，散结消肿
决明子	清热明目，润肠通便
密蒙花	清热泻火，养肝明目，退翳
石决明	清肝明目，平肝潜阳，煅用收敛、制酸、止血（平肝息风药）

第十七组　黄芩　黄连　黄柏

药物	功效
黄芩（治肺热咳嗽要药）	清热燥湿 泻火解毒 止血 安胎
黄连（治泻痢要药）	清热燥湿 泻火解毒
黄柏	清热燥湿 泻火解毒 除骨蒸

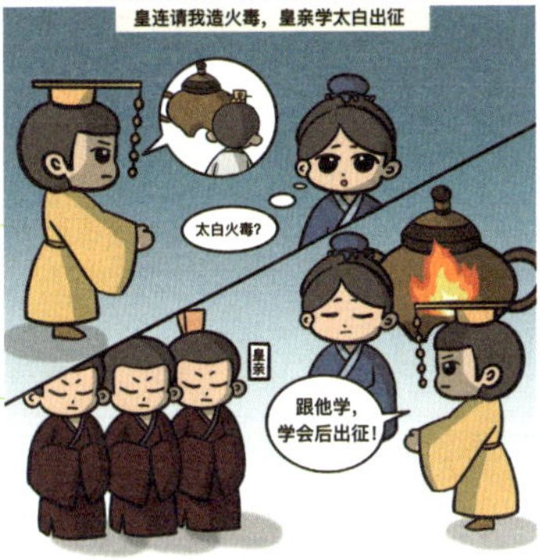

Anki 学长小贴士：皇上连夜请我来造出火毒，希望皇亲子弟能学习到太白金星的（火毒之法）本领从而出征西域

第十八组　秦皮

药物	功效
秦皮	清热燥湿 收涩止痢 止带 明目

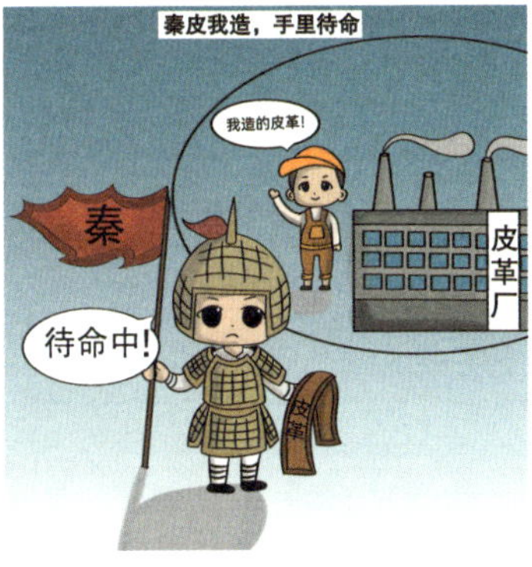

Anki 学长小贴士：秦军的皮革均由我（工匠形象）制造，将士们拿在手里待命，时刻准备投入战场

药 药 通

药物	功效
秦皮	清热燥湿，收涩止痢，止带，明目
椿皮	清热燥湿，收涩止带，止血，止泻（收涩药）

第十九组 龙胆 苦参 白鲜皮

药物	功效
龙胆	清热燥湿 泻肝胆火
苦参（治皮肤病要药）	清热燥湿 杀虫止痒 利尿
白鲜皮	清热燥湿 祛风解毒

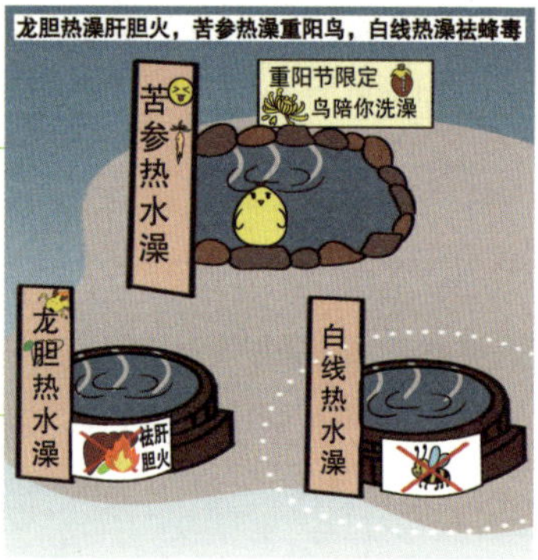

Anki 学长小贴士：在澡堂子前台，有以下三个套餐。泡龙胆热水澡可以祛肝胆火；泡苦参热水澡可以获得重阳节限定鸟陪洗澡；在白线区域泡热水澡可以祛除蜂毒

第二十组　金银花　连翘　野菊花

药物	功效
金银花 （治热毒疮痈要药）	清热**解毒** 疏**散**风热 **凉**血止**痢**（炒炭）
连翘 （疮家圣药）	清热**解毒** 疏**散**风热 消肿**散**结 **清心**利尿

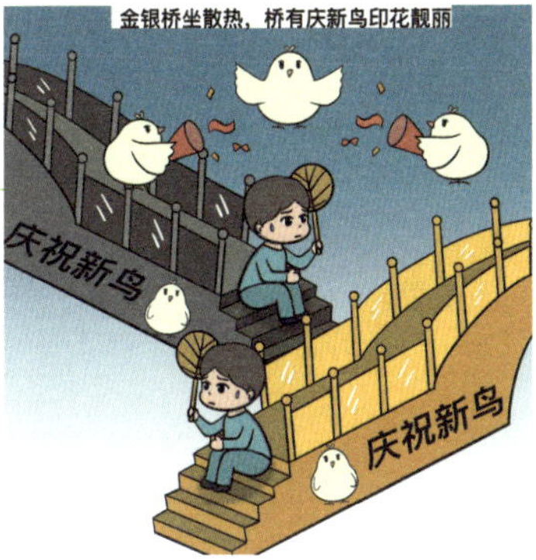

Anki 学长小贴士：大夏天，市民都来金和银打造的桥上坐着散热，这座桥上在庆祝一个新鸟的到来，桥身还有印花，十分靓丽

药物	功效
野菊花	清热**解毒** 泻**火**平肝

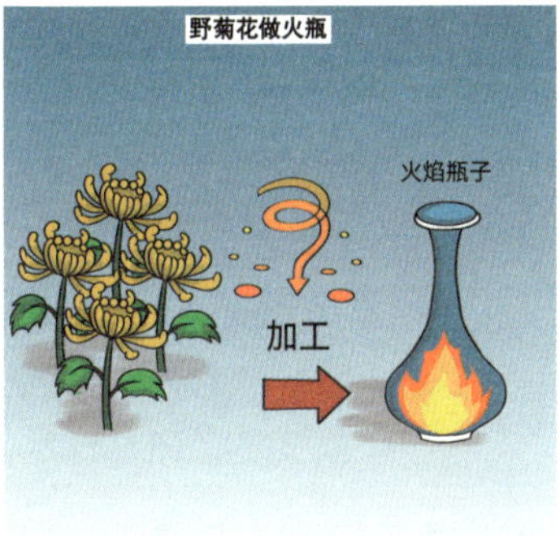

Anki 学长小贴士：把野菊花做成火焰瓶

药物	功效
金银花	清热解毒，疏散风热，凉血止痢（炒炭）
连翘	清热解毒，疏散风热，消肿散结，清心利尿
野菊花	清热解毒，泻火平肝
菊花	疏散风热，平抑肝阳，清肝明目，清热解毒（解表药）

第二十一组　大青叶　青黛　贯众　板蓝根　穿心莲　紫花地丁

药物	功效	
大青叶	清热解毒 凉血消斑	
青黛	清热解毒 凉血消斑 泻火定惊	

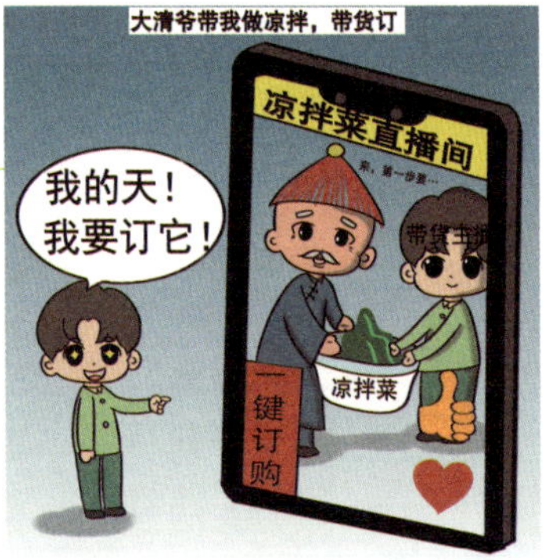

Anki 学长小贴士：大清朝的爷爷带着我做凉拌菜，靠网络带货来接订单

药物	功效
贯众	清热解毒 止血 驱虫

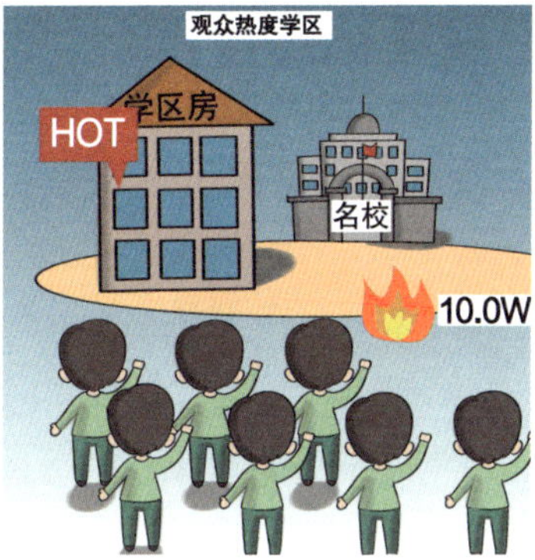

Anki 学长小贴士：观众把学区房的热度都炒高了

药物	功效
板蓝根	清热解毒 凉血 利咽
穿心莲	清热解毒 凉血 消肿 燥湿
紫花地丁	清热解毒 凉血消肿

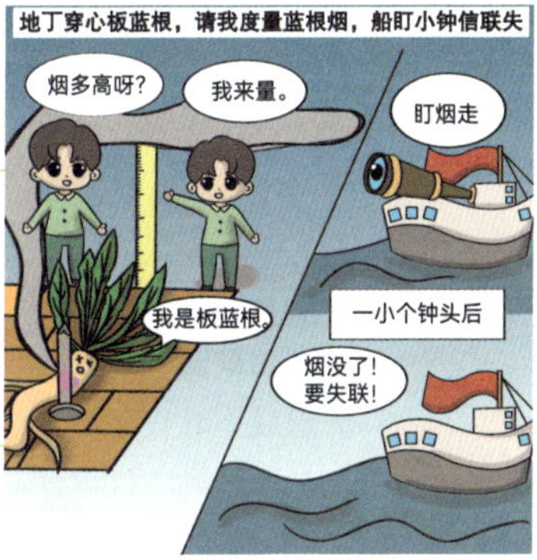

Anki 学长小贴士：地上的钉子把板蓝根穿心了开始冒烟，请我来度量板蓝根散发的烟，船刚刚盯住烟雾小一个钟头就失联了

第二十二组　蒲公英　漏芦　重楼

药物	功效	
蒲公英（治乳痈要药）	清热**解毒** 消**肿散结** 利**湿**通**淋** 清**肝明**目	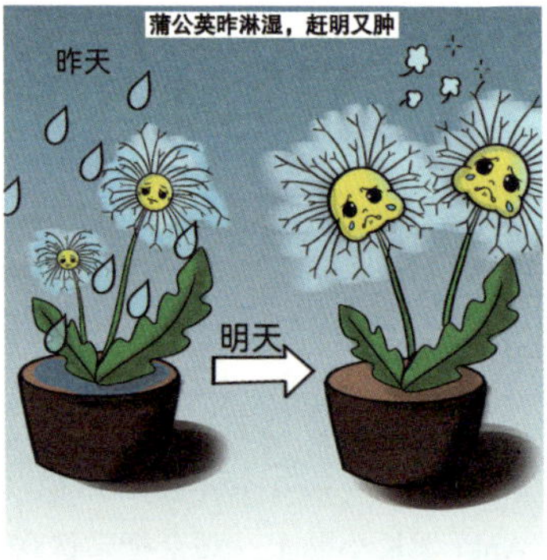

Anki 学长小贴士：蒲公英昨天被淋湿了，赶明就又会肿起来

药物	功效	
漏芦	清**热**解**毒** 消**痈散结** 通**经**下**乳** 舒**筋**通**脉**	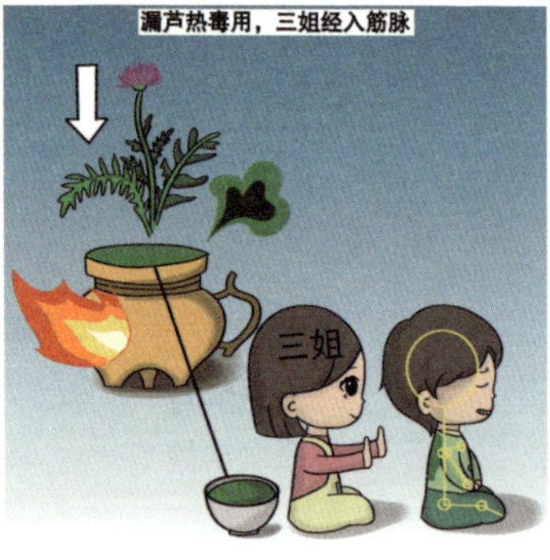

Anki 学长小贴士：漏芦有解热毒的作用，三姐经常用它导入筋脉来治疗

药物	功效	
重楼	清热**解毒** 消肿**止痛** **凉肝**定**惊**	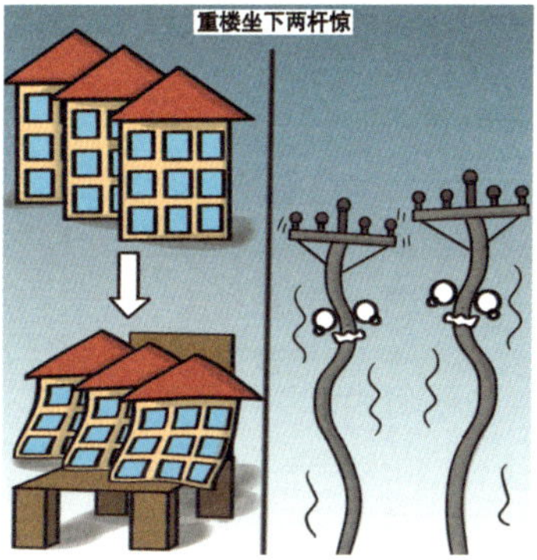

Anki 学长小贴士：重楼坐下来，连两个电线杆子都被惊动了

第二十三组　土茯苓　鱼腥草　败酱草　大血藤

药物	功效	
土茯苓 （治梅毒要药）	**解毒** 除**湿** 通利关节	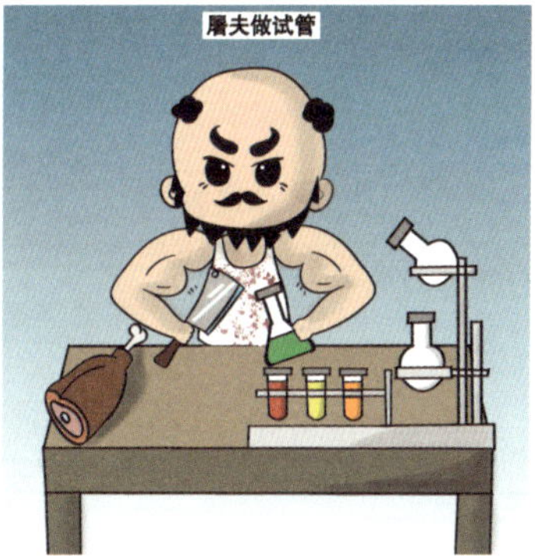

Anki 学长小贴士：屠夫制作试管

药物	功效
鱼腥草 （治肺痈要药）	清热**解毒** 消**痈**排**脓** 利尿通**淋** 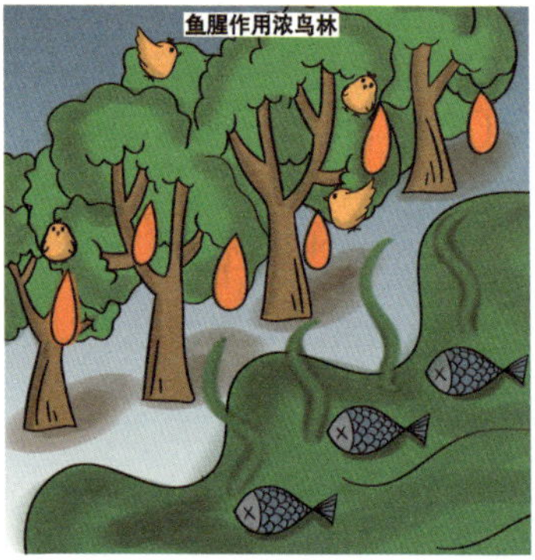

Anki 学长小贴士：鱼腥臭味的作用太大了，浓厚的气味充斥了整个鸟林子

药物	功效
败酱草 （治肠痈腹痛之要药）	清热**解毒** 消**痈**排**脓** 祛瘀**止痛** 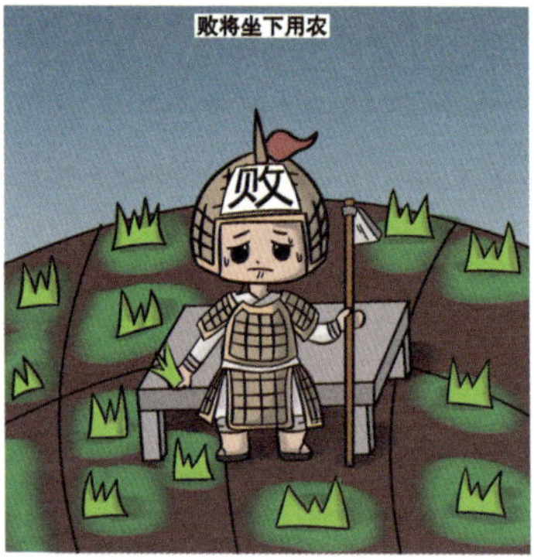

Anki 学长小贴士：打败仗的将军只能坐下用农具干活了

药物	功效
大血藤（治肠痈要药）	清热**解毒** **活**血 祛风止痛

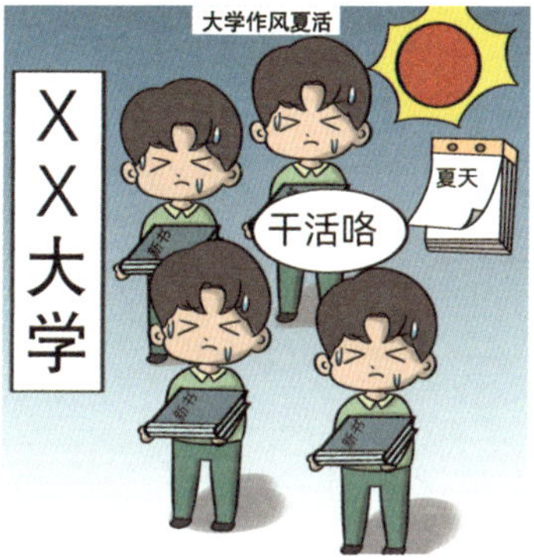

Anki 学长小贴士：大学里的作风是夏天干活

第二十四组　射干　山豆根　马勃

药物	功效
射干（治热毒痰火郁结所致咽喉肿痛之要药）	清热**解毒** **消痰** **利咽**
山豆根	清热**解毒** **消肿利咽**
马勃	**清肺** 解**毒利咽** 止**血**

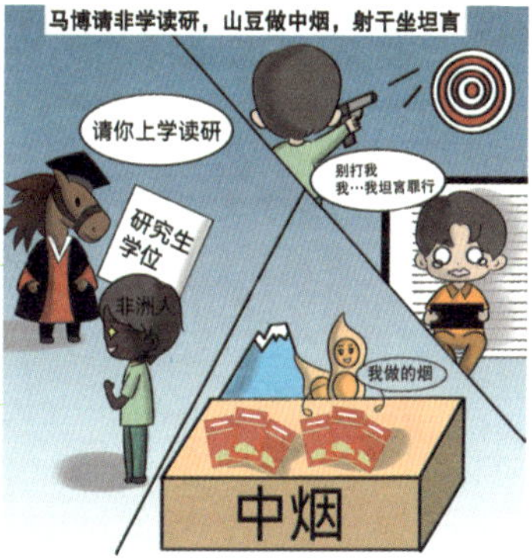

Anki 学长小贴士：①射干用完子弹后，坐下坦言自己的罪行。②山豆来做中国烟。③马博士请非洲人上学读研

第二十五组　白头翁　马齿苋　鸦胆子

药物	功效
白头翁	清热**解毒** **凉**血止**痢**

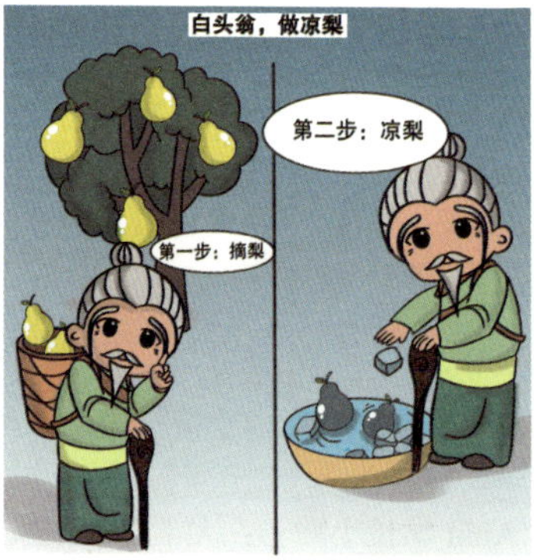

Anki 学长小贴士：白头发的老翁做了凉梨

药物	功效
马齿苋	清热**解毒** **凉**血**止血** 止**痢**

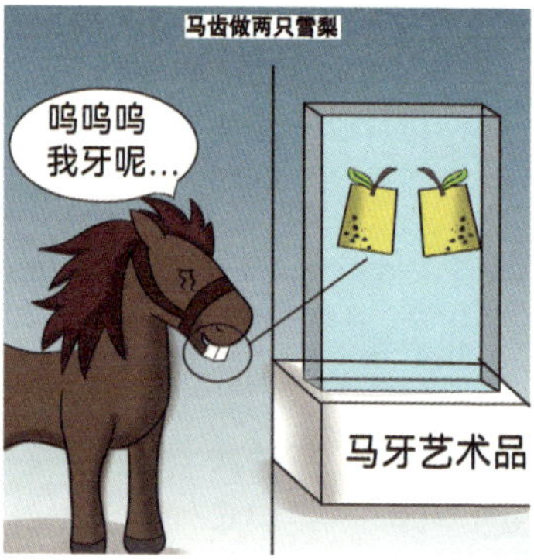

Anki 学长小贴士：用马的牙齿，制作两只雪梨形状的艺术品

药物	功效
鸦胆子	清热**解毒** 止**痢** 截**疟** 外用腐**蚀**赘**疣**

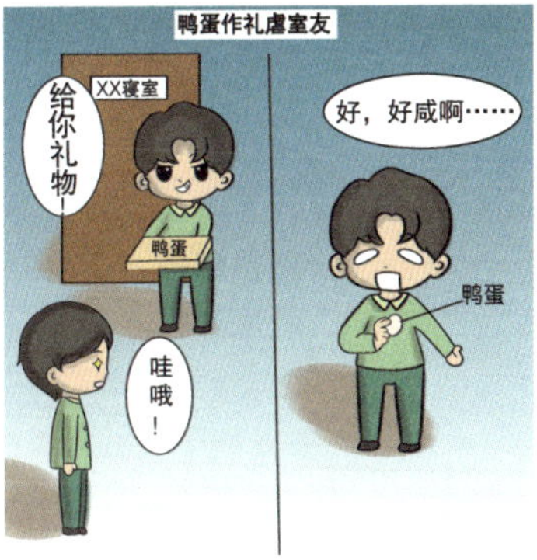

Anki 学长小贴士：用鸭蛋作为礼物，超级咸，虐待室友

第二十六组　白花蛇舌草　半边莲　熊胆粉　山慈菇

药物	功效
白花蛇舌草	清热**解毒** 利**湿**通**淋** 消**肿**

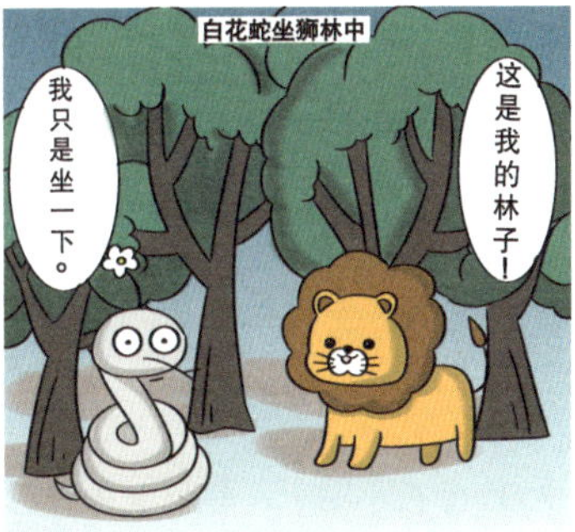

Anki 学长小贴士：白花蛇坐在狮子的林中

药物	功效	
半边莲	清热**解毒** 利**尿消肿**	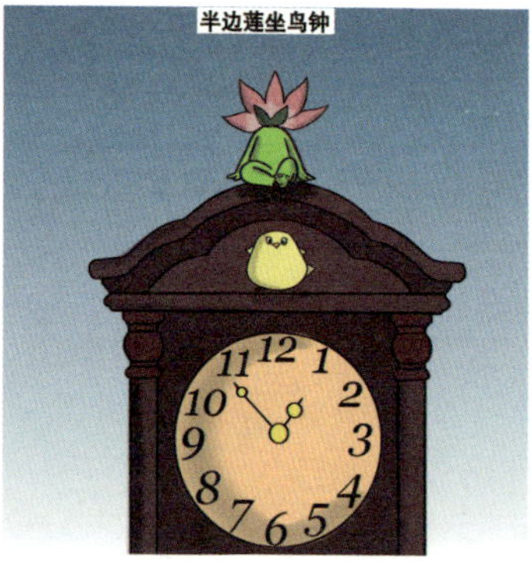

Anki 学长小贴士：只有半边的莲花坐在小鸟钟上

药物	功效	
熊胆粉	清热**解毒** **息风止痉** **清**肝明目	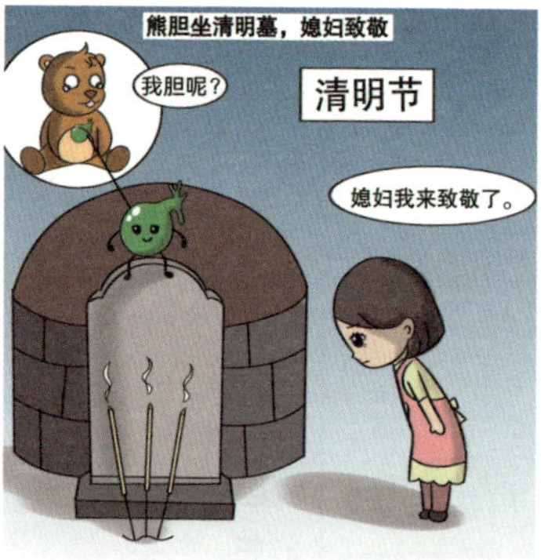

Anki 学长小贴士：熊胆坐在清明节的墓碑上，媳妇向它致敬

药物	功效
山慈菇	清热**解毒** **化痰散结** 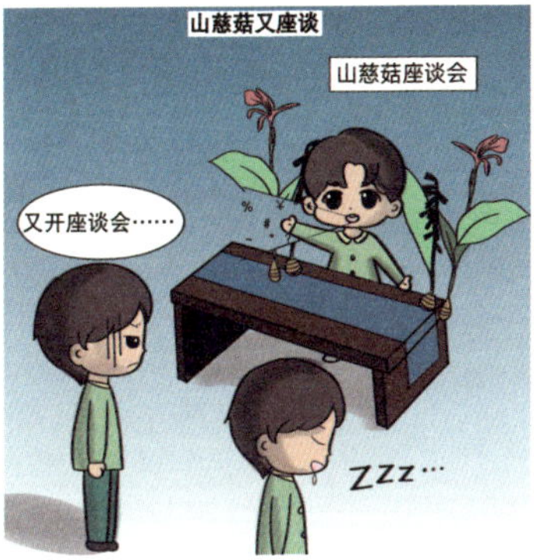

Anki 学长小贴士：山慈菇又开座谈会了

药 药 通

药物	功效
白花蛇舌草	清热解毒，利湿通淋，消肿
半边莲	清热解毒，利尿消肿
熊胆粉	清热解毒，息风止痉，清肝明目
山慈菇	清热解毒，化痰散结
牛黄	清热解毒，凉肝息风，清心豁痰，开窍醒神（平肝息风药）

第二十七组　生地黄　玄参

药物	功效
生地黄	**清**热**凉**血 养**阴**生**津**

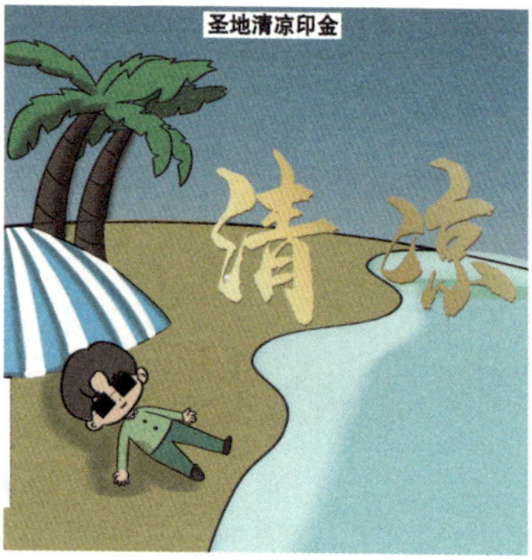

Anki 学长小贴士：在避暑胜地，印着金色的两个字——清凉

药物	功效
玄参	**清**热**凉**血 滋**阴**降火 解**毒散结**

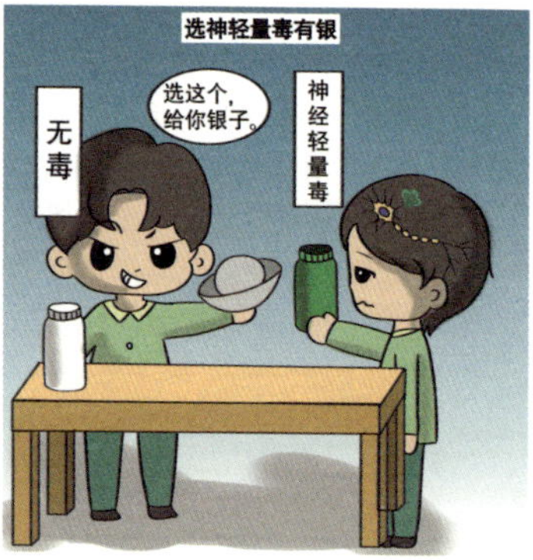

Anki 学长小贴士：选择对神经有轻量毒的毒物，就有银子给

药药通

药物	功效
生地黄	清热凉血，养阴生津
玄参	清热凉血，滋阴降火，解毒散结
熟地黄	补血滋阴，益精填髓 （补虚药）

第二十八组　赤芍　牡丹皮　水牛角　紫草

药物	功效	
赤芍	清热凉血 散瘀止痛	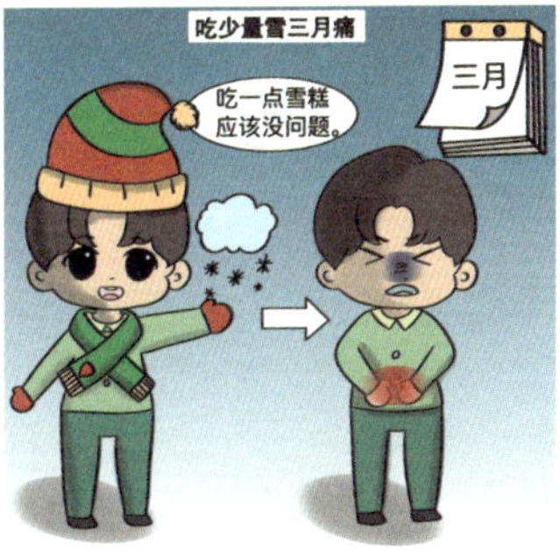
Anki 学长小贴士：即便吃少量雪糕，三月换季也会痛		

药物	功效	
牡丹皮 （治无汗骨蒸之要药）	清热凉血 活血化瘀	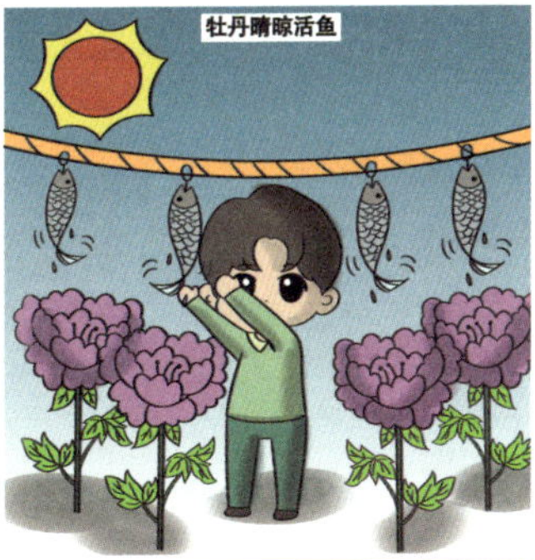
Anki 学长小贴士：大晴天在牡丹园里面，晾晒活鱼		

药物	功效	
水牛角	清热**凉**血 解**毒** **定**惊	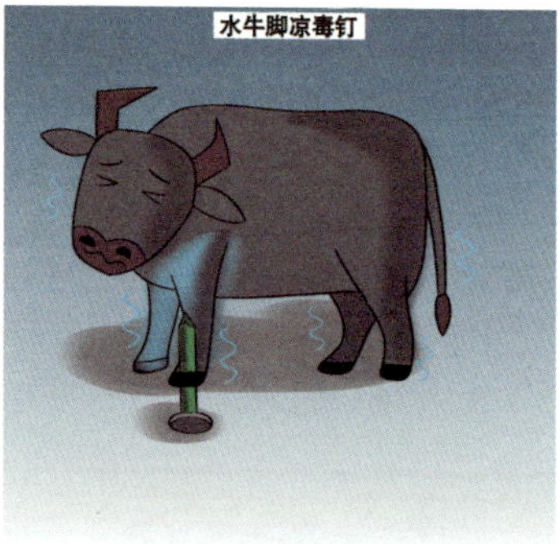

Anki 学长小贴士：水牛脚变凉了，因为踩了带毒的钉子

药物	功效	
紫草	**清**热**凉**血 **活**血**解毒** 透疹消**斑**	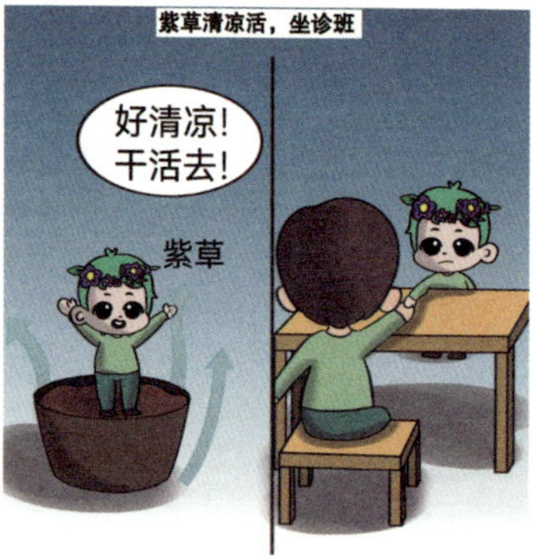

Anki 学长小贴士：紫草在清凉的时候干活，去坐诊上班

第二十九组　白薇

药物	功效
白薇	清热**凉**血 利**尿**通**淋** **解毒**疗**疮** 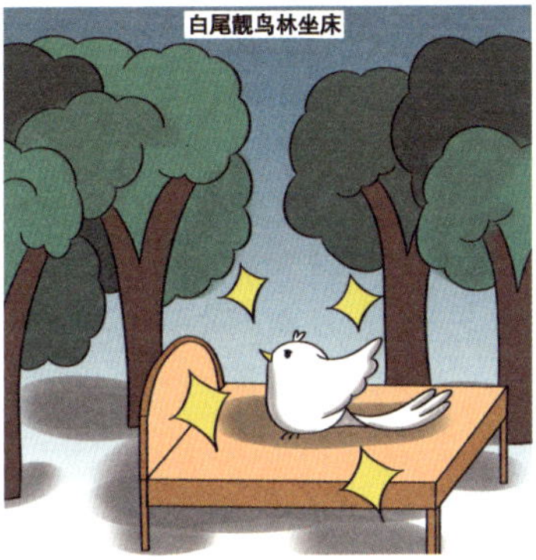

Anki 学长小贴士：白色尾巴的靓鸟在林子里坐床上

药　药　通

药物	功效
白薇	清热凉血，利尿通淋，解毒疗疮
白茅根	凉血止血，清热利尿 （止血药）
小蓟	凉血止血，散瘀解毒消痈 （止血药）

第三十组　青蒿　地骨皮

药物	功效
青蒿 （清虚热要药，治疟疾寒热要药）	清**虚**热 除骨**蒸** 解**暑**热 **截**疟 退**黄**

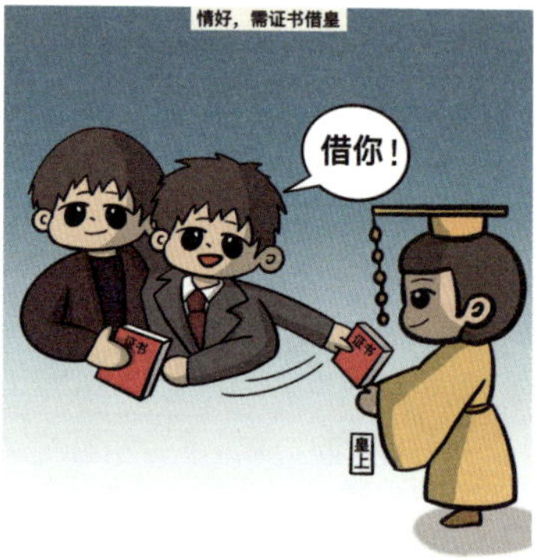

Anki 学长小贴士：感情好，需要把证书借给皇上

药物	功效
地骨皮	**凉血**除**蒸** 清**肺**降**火**

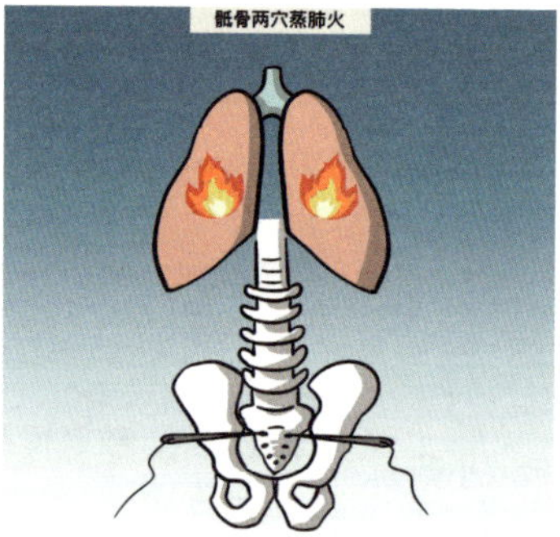

Anki 学长小贴士：刺激骶骨两边的穴位能蒸发掉肺中之火

第三十一组　银柴胡　胡黄连

药物	功效
银柴胡	清**虚**热 除**疳**热
胡黄连	退**虚**热 除**疳**热 清**湿**热

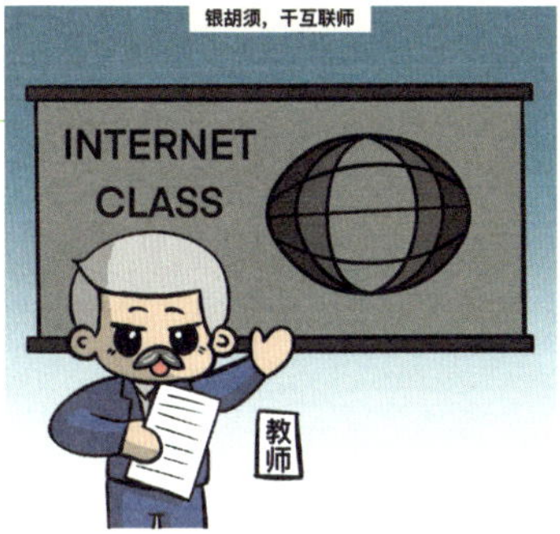

Anki 学长小贴士：留着银色胡须的人是干互联网的教师

第三十二组　青葙子　白蔹

药物	功效
青葙子	清肝泻火 明目退翳

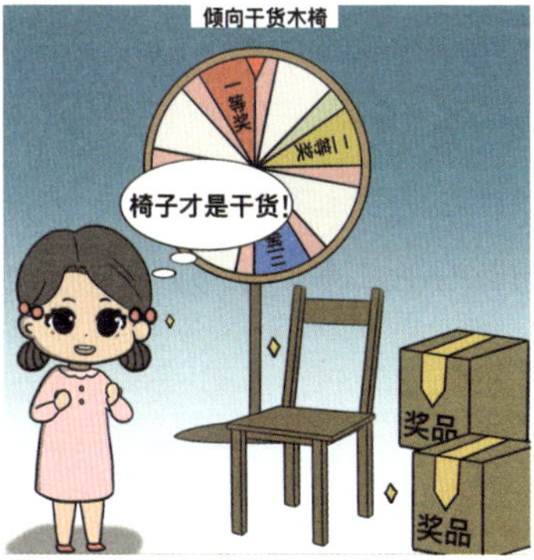

Anki 学长小贴士：（抽奖的时候）更倾向奖池中的干货——那把木椅子

药物	功效	
白蔹	**清热解毒** **消痈**散**结** **敛**疮生**肌**	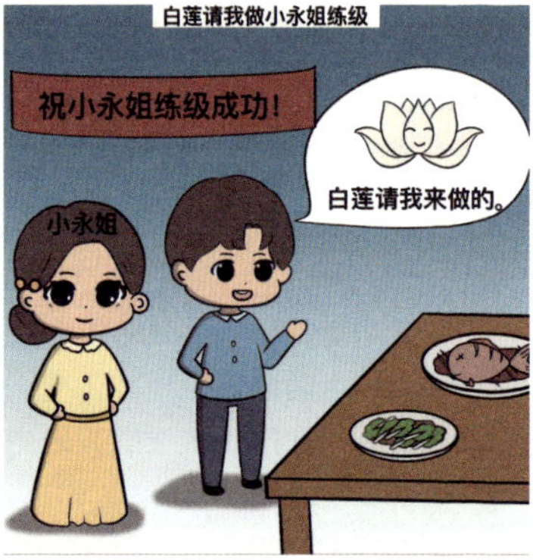

Anki 学长小贴士：白莲请我来做（庆祝）小永姐练级（成功的庆祝餐）

第 3 章　泻下药

第三十三组　大黄　芒硝　芦荟　番泻叶

药物	功效
大黄 （治积滞便秘要药）	**泻下攻积** **清热**泻**火** **凉**血解**毒** 止**血** **逐瘀**通**经** **利湿退黄** 烧烫伤（外用） （“破痰实”， 通脏腑，降湿浊） 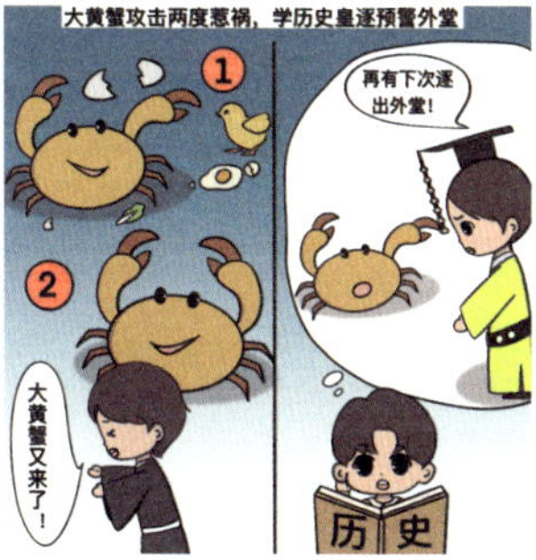

Anki 学长小贴士：大黄蟹乱攻击两度惹出祸端，所以只能学历史上其他皇帝那样，告知逐客令预警，让大黄蟹走到大堂外面

药物	功效
芒硝	**泻**下通**便** 润燥**软坚** **清火**消肿 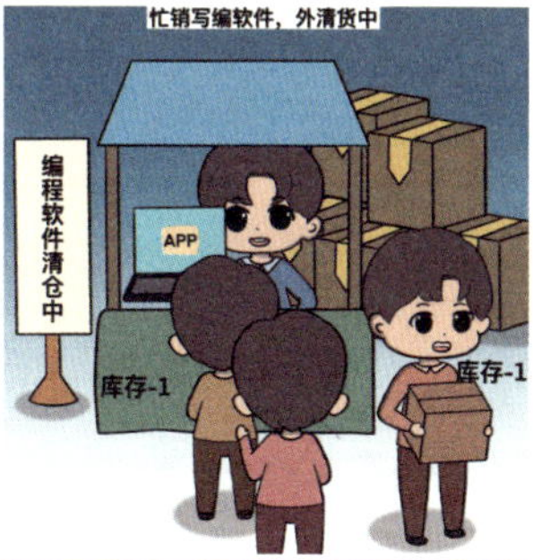

Anki 学长小贴士：忙着销售写好的编程软件，持续清空存货中

药物	功效
芦荟	泻下通便 清肝泻火 杀虫疗疳 止痒 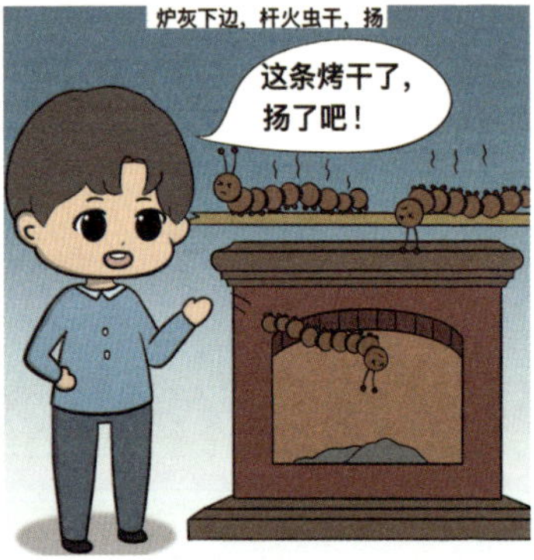

Anki 学长小贴士：炉灰在火炉下边，木杆子放火炉上着火了，烤干了杆子上的虫子，被扬了出去

药物	功效
番泻叶	泻热行滞 通便 利水 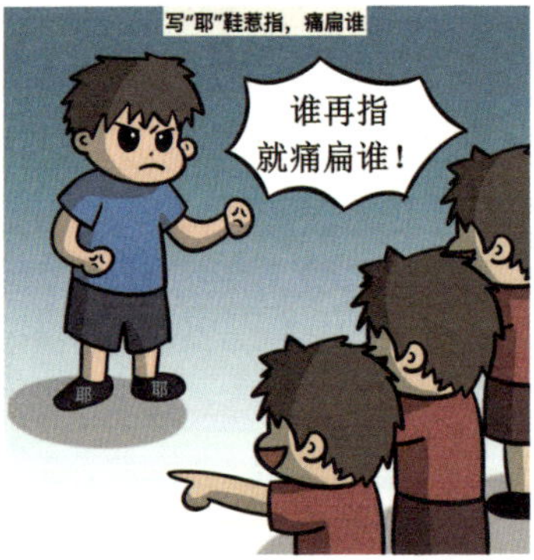

Anki 学长小贴士：他的鞋上被写了“耶”惹得别人指指点点，于是他就发火了，说，谁再指就痛扁谁

药　药　通

药物	功效
大黄	泻下攻积，清热泻火，凉血解毒，止血，逐瘀通经，利湿退黄，烧烫伤（外用）（“破痰实”，通脏腑，降湿浊）
虎杖	泻热通便，利湿退黄，清热解毒，散瘀止痛，化痰止咳（利水渗湿药）
芒硝	泻下通便，润燥软坚，清火消肿
芦荟	泻下通便，清肝泻火，杀虫疗疳，止痒
番泻叶	泻热行滞，通便，利水

第三十四组　火麻仁　郁李仁

药物	功效
火麻仁	润肠通便
郁李仁	润肠通便 下气利水

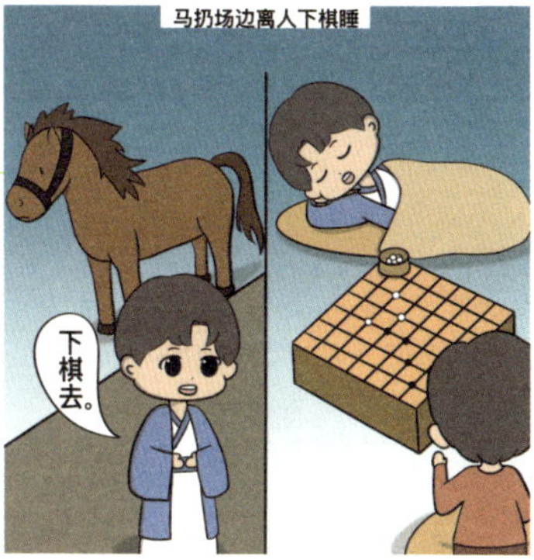

Anki 学长小贴士：把马扔到场边，离开之后此人就开始下棋准备睡觉

第三十五组　牵牛子　商陆　京大戟　甘遂　芫花　巴豆霜

药物	功效
牵牛子	**泻水通便** **消痰涤饮** 杀**虫**攻**积**

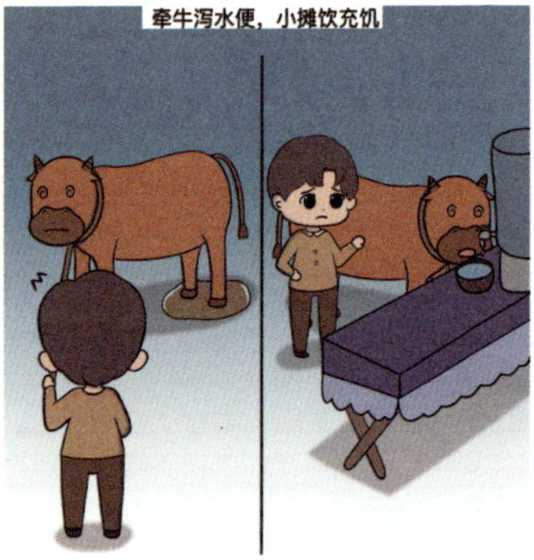

Anki 学长小贴士：牵着的牛泻了水便，(然后体力不支需要喝水)，去小摊饮水充饥

药物	功效
商陆	**逐水**消肿 通利**二便** 外用**解毒散结**

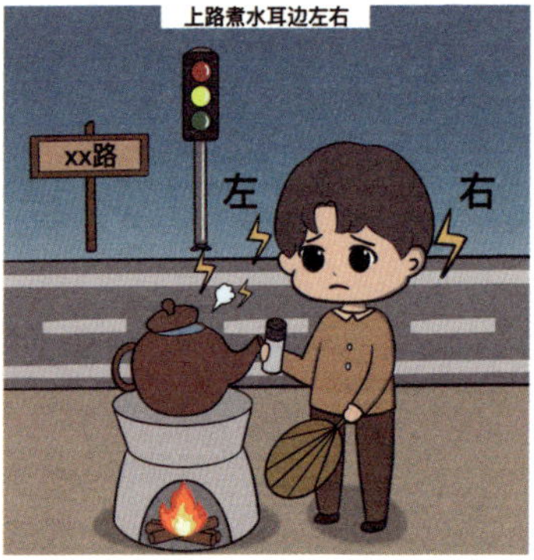

Anki 学长小贴士：上路要煮水，耳边左右都有蒸汽的声音

<table>
<tr><th>药物</th><th>功效</th></tr>
<tr><td>京大戟</td><td rowspan="2">泻水逐饮
消肿散结
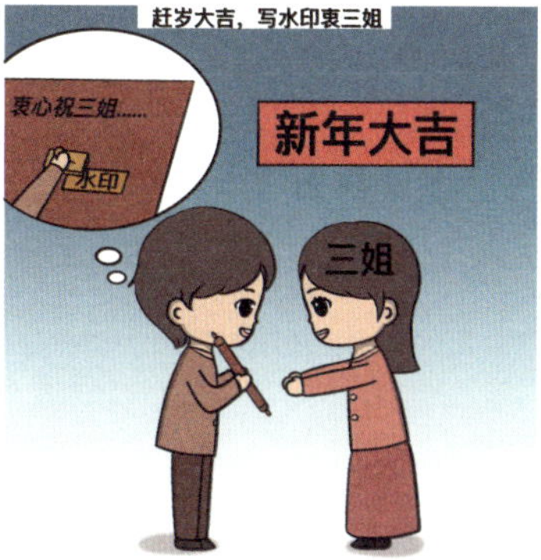
</td></tr>
<tr><td>甘遂</td></tr>
</table>

Anki 学长小贴士：赶新年贺岁大吉大利，写下水印衷心祝愿三姐

<table>
<tr><th>药物</th><th>功效</th></tr>
<tr><td>芫花</td><td>泻水逐饮
祛痰止咳
外用杀虫疗疮
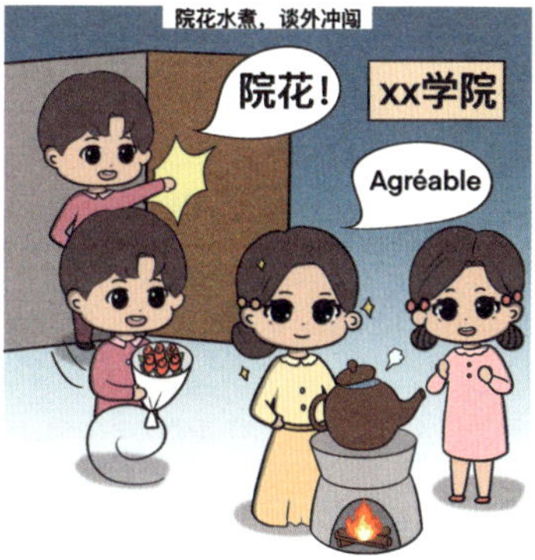
</td></tr>
</table>

Anki 学长小贴士：漂亮的院花在煮水，谈话还用外语，追求者们冲闯进来

药物	功效
巴豆霜	峻下冷积 逐水退肿 豁痰利咽 外用蚀疮 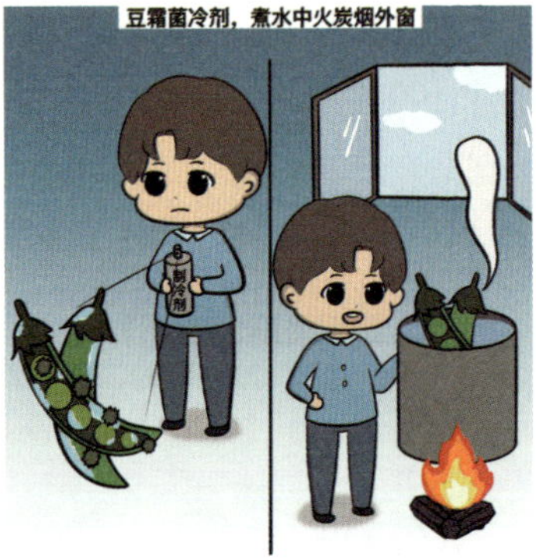

Anki 学长小贴士：豆子上的霜结了些菌，先拿制冷剂喷，再把它煮水中，烧水的火炭一直冒烟，冒到窗外

第 4 章　祛风湿药

第三十六组　独活

药物	功效
独活	祛风除湿 通痹止痛 解表

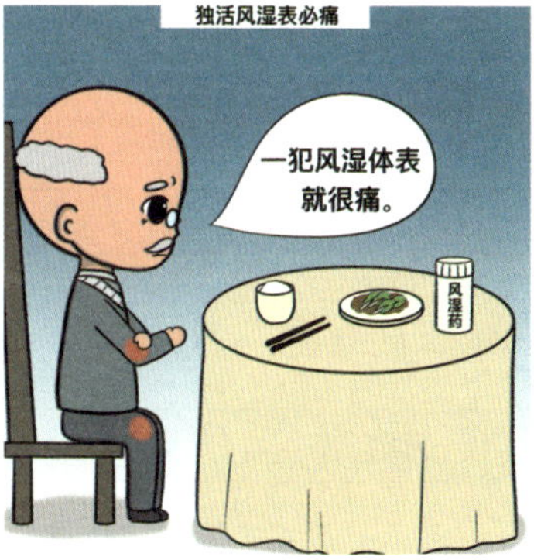

Anki 学长小贴士：独自生活得了风湿，身体表面必会痛

药　药　通

药物	功效
独活	祛风除湿，解表，通痹止痛
羌活	祛风除湿，解表散寒，止痛 （解表药）

第三十七组　威灵仙

药物	功效
威灵仙（治风湿痹痛要药）	祛**风湿** 通经**络** 止**痛** 消骨**鲠**

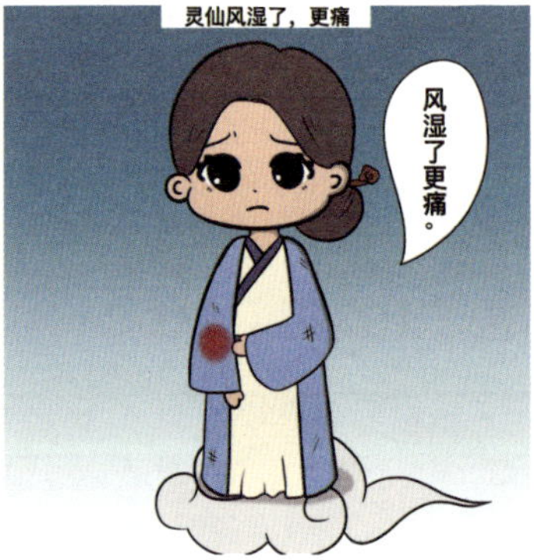

Anki 学长小贴士：灵仙得了风湿，身体更加痛

第三十八组　川乌

药物	功效
川乌	祛风除湿 温经止痛

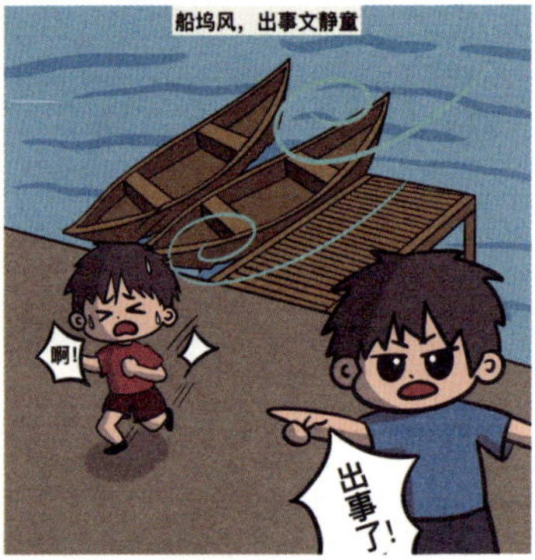

Anki 学长小贴士：船坞刮起大风，出事了！文静的儿童被刮跑

第三十九组　蕲蛇　乌梢蛇

药物	功效
蕲蛇 （截风要药）	祛风 通络 止痉
乌梢蛇	祛风 通络 止痉

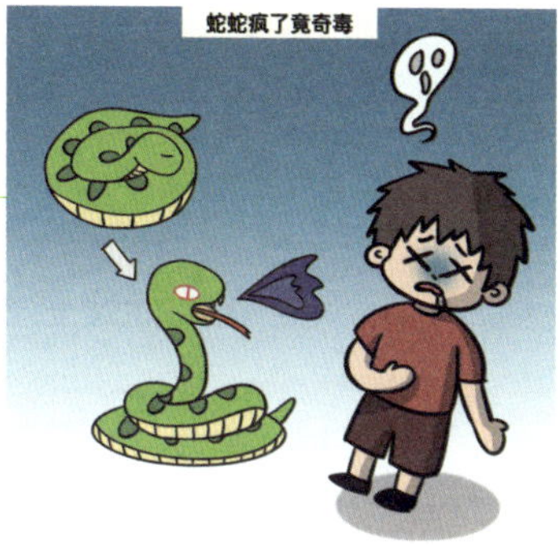

Anki 学长小贴士：蛇蛇一旦疯了，竟拥有了奇特的毒力

第四十组　木瓜　昆明山海棠

药物	功效
木瓜 （治湿痹筋脉拘挛要药）	舒筋活络 化湿和中 消食 生津止渴

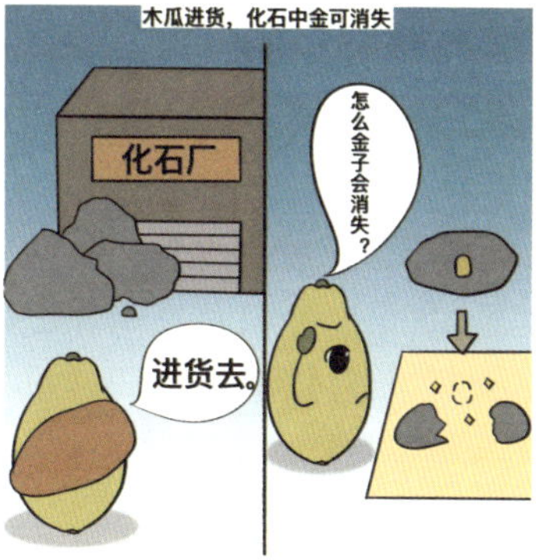

Anki 学长小贴士：木瓜去进货，货里面的化石有金子，但是这个金子可以消失

药物	功效
昆明山海棠	祛风除**湿** **活**血止**痛** 续**筋**接**骨** 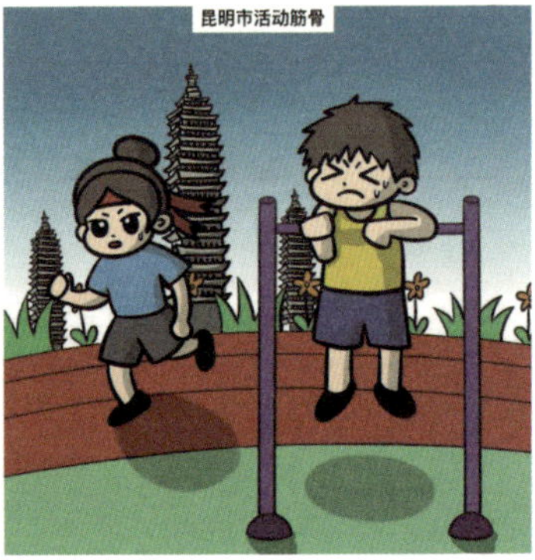

Anki 学长小贴士：昆明市民举办活动是为了锻炼筋骨

第四十一组　防己

药物	功效
防己 （治风湿痹证湿热偏盛、肢体酸重、关节红肿疼痛及湿热身痛者要药）	祛**风湿** **止痛** 利**水**消肿 降血压 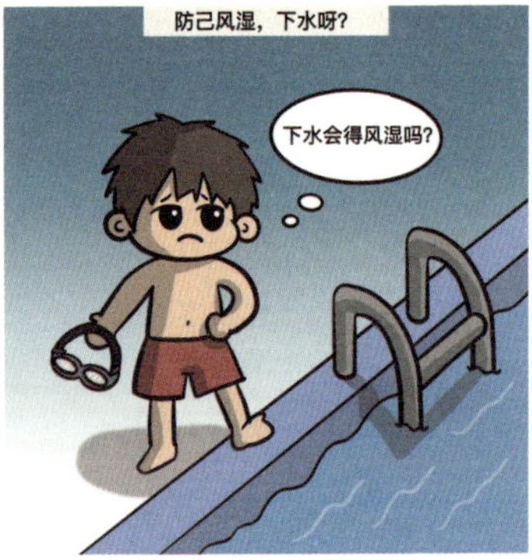

Anki 学长小贴士：（在泳池）为了防止自己得风湿，犹豫是否要下水

第四十二组　雷公藤　络石藤

药物	功效	
雷公藤 （治风湿顽痹要药）	祛风除湿 活血通络 消肿止痛 杀虫解毒	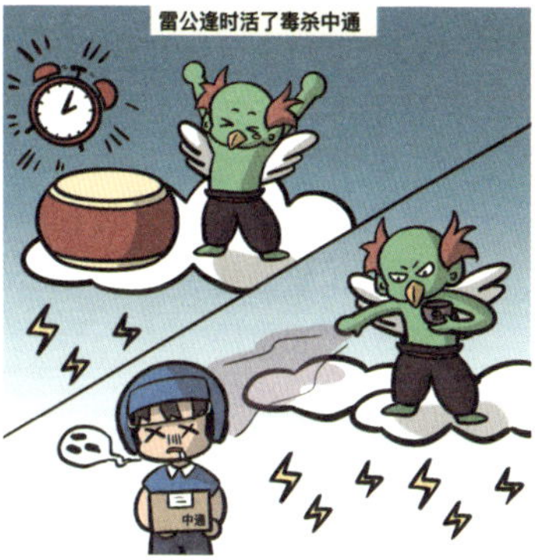

Anki 学长小贴士：雷公逢时就会活，然后毒杀中通快递员

药物	功效	
络石藤	祛风通络 凉血消肿	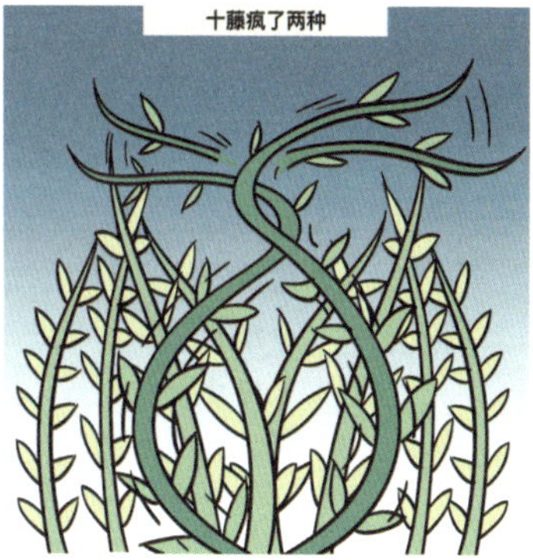

Anki 学长小贴士：十藤里面，疯了两种藤

第四十三组　秦艽　海桐皮　海风藤　臭梧桐

药物	功效
秦艽 （治虚热要药）	祛风湿 清湿热 舒筋络 止痹痛 退虚热 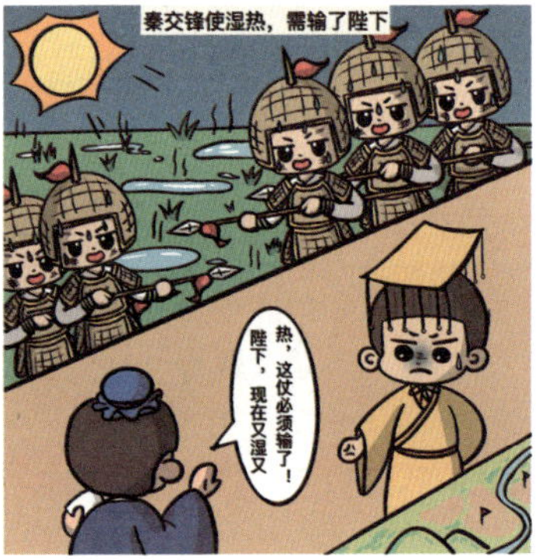

Anki 学长小贴士：秦国交锋，国家又湿又热，需要让陛下输了才能恢复

药物	功效
海桐皮	祛风湿 通络止痛 杀虫止痒 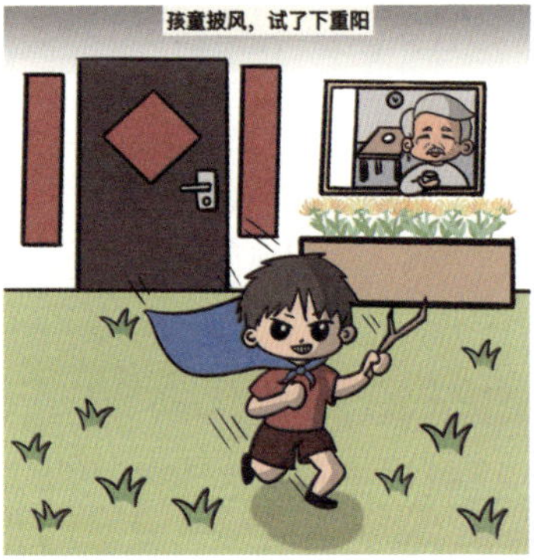

Anki 学长小贴士：孩童获得了新披风，在重阳节穿上试了一下

药物	功效
海风藤	祛**风湿** 通经**络** 止**痹痛**

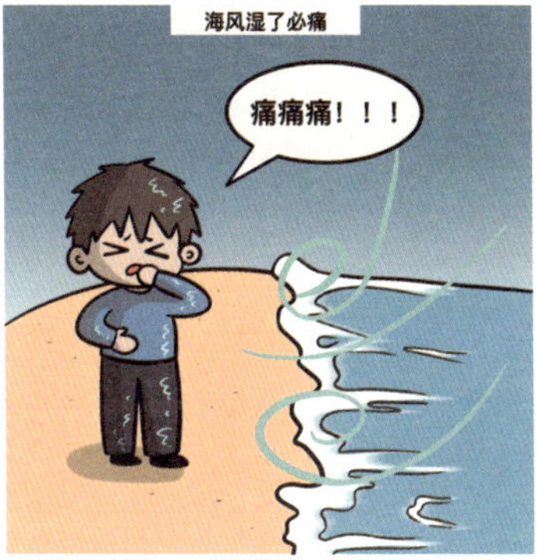

Anki 学长小贴士：海风很潮湿，湿了身体就必痛

药物	功效
臭梧桐	祛**风湿** 通经**络** **平肝**

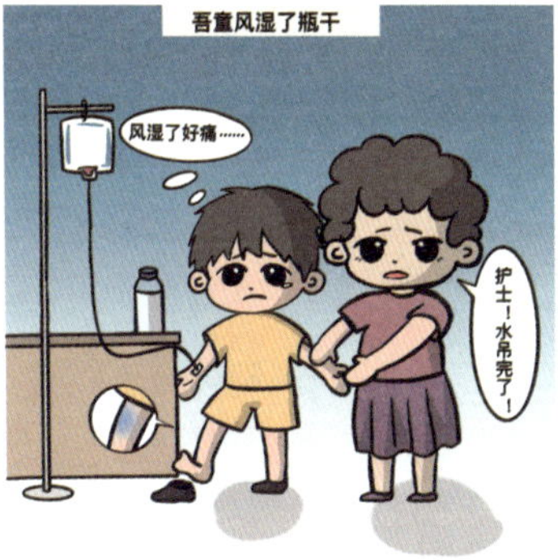

Anki 学长小贴士：我家孩童得风湿，吊瓶都打干了

第四十四组　桑枝　豨莶草

药物	功效
桑枝	祛风湿 利关节
豨莶草	祛风湿 利关节 清热解毒 降血压

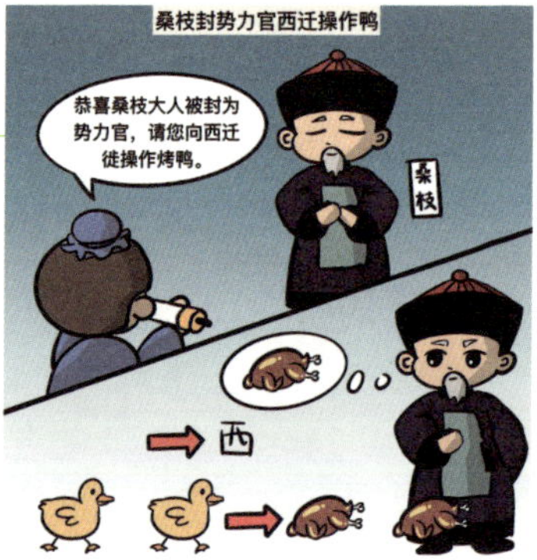

Anki 学长小贴士：桑枝被封为势力很大的官员负责向西迁徙操作烤鸭

第四十五组　五加皮　桑寄生　狗脊

药物	功效
五加皮	祛风除湿 补益肝肾 强筋壮骨 利水消肿

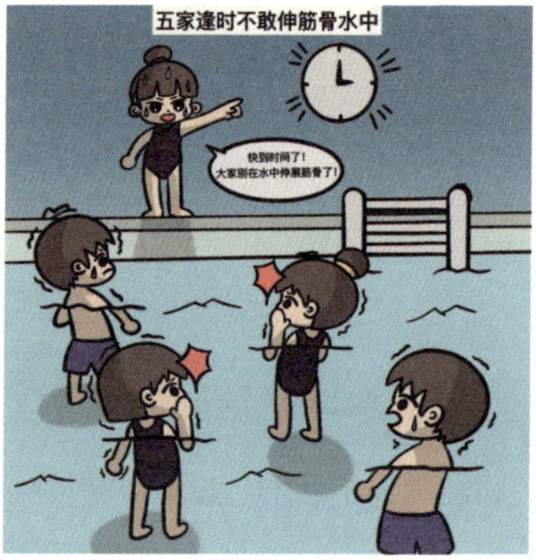

Anki 学长小贴士：五家每逢时日就不敢在水中伸筋骨

药物	功效
桑寄生	祛风湿 补肝肾 强筋骨 安胎元

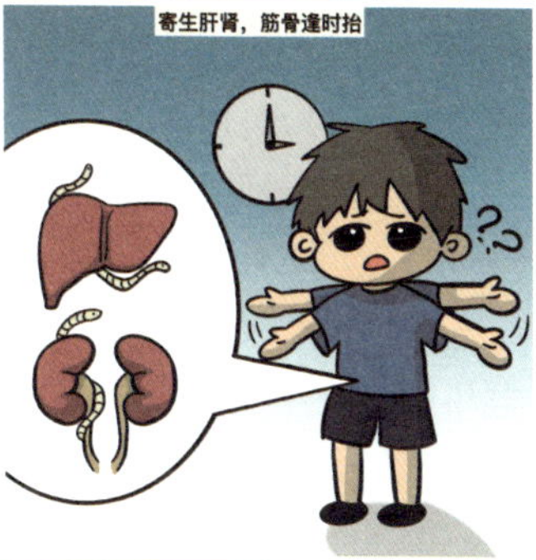

Anki 学长小贴士：寄生虫一旦寄居在肝和肾中，筋骨就不自觉地逢时会抬起来

药物	功效
狗脊	祛风湿 补肝肾 强腰膝 止血

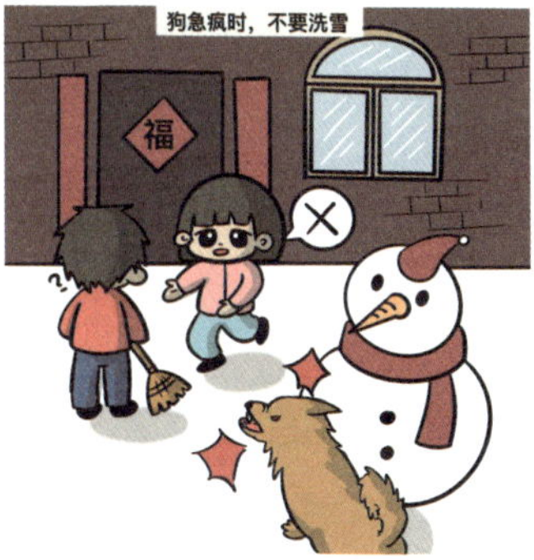

Anki 学长小贴士：狗急疯了的时候，千万不要把门前的雪清洗掉

药 药 通

药物	功效
五加皮	强筋壮骨，利水消肿，补益肝肾，祛风除湿
香加皮	强筋骨，利水消肿，祛风湿 （利水渗湿药）
桑寄生	补肝肾，强筋骨，祛风湿，安胎元
狗脊	补肝肾，强腰膝，祛风湿，止血

续表

药物	功效
杜仲	补肝肾，强筋骨，安胎 （补虚药）
续断	补肝肾，强筋骨，续折伤，止崩漏 （补虚药）

第四十六组　青风藤　穿山龙

药物	功效
青风藤	祛**风湿** **通**经**络** 利**小便** 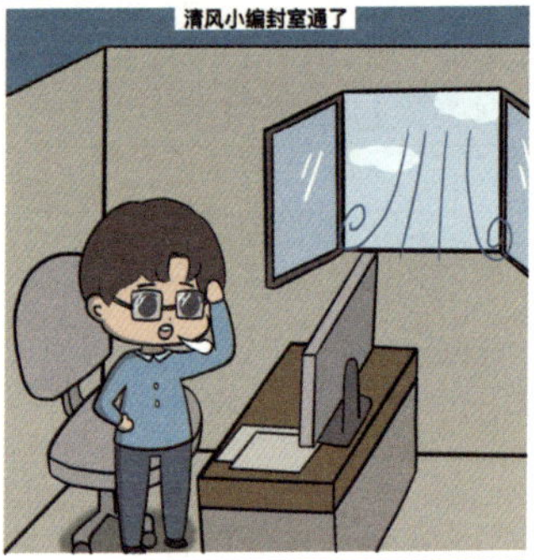

Anki 学长小贴士：吹来一阵清风，连小编被封住的办公室也变得通风了

药物	功效
穿山龙	祛**风**除**湿** 舒**筋**通络 **活**血止**痛** 止**咳**平**喘** 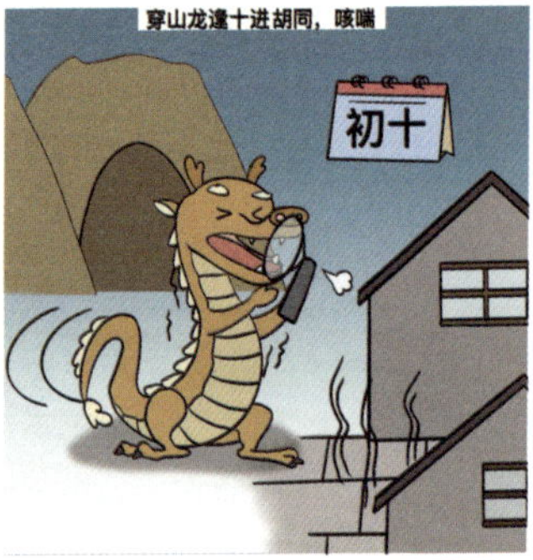

Anki 学长小贴士：穿山龙每逢初十都会进入胡同里，（但是胡同里的味道总让他忍不住）咳嗽，甚至发作哮喘

第5章　化湿药

第四十七组　广藿香　佩兰

药物	功效
广藿香	芳香化湿 和中止呕 发表解暑

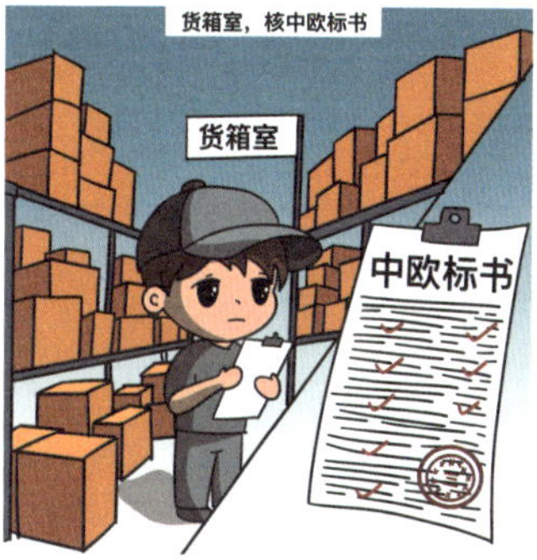

Anki 学长小贴士：在货箱室，核对来自中欧的标书

药物	功效
佩兰	芳香化湿 醒脾开胃 发表解暑

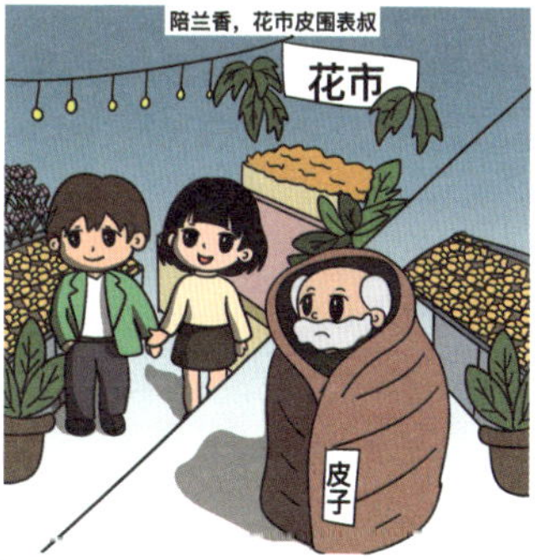

Anki 学长小贴士：陪兰香逛花市，见到被皮子围住的表叔

第四十八组　苍术

药物	功效
苍术	**燥湿健脾** 祛**风**散寒 明**目**

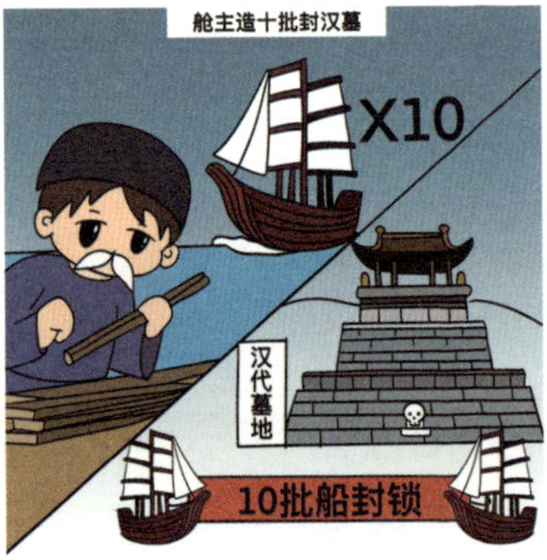

Anki 学长小贴士：船舱主造了十批船，就是为了封锁汉代墓地

第四十九组　厚朴

药物	功效
厚朴	**燥湿** 行**气** **消积** 消痰平喘 下气宽中

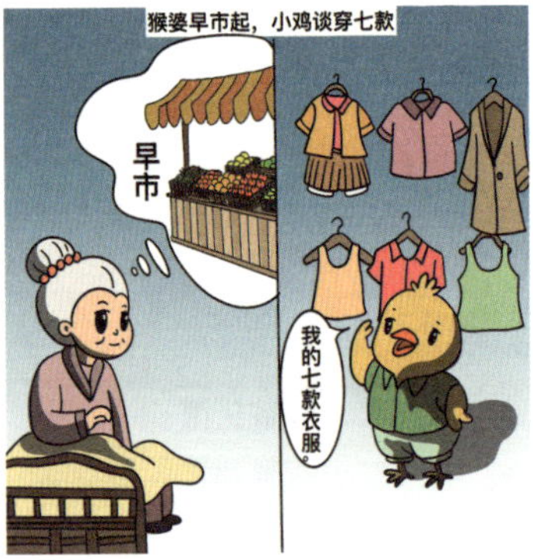

Anki 学长小贴士：猴婆在早市的时间起床，小鸡谈自己穿了七款衣服

第五十组　砂仁

药物	功效
砂仁	**化湿**开**胃** **温**中止**泻** 理**气**安**胎**

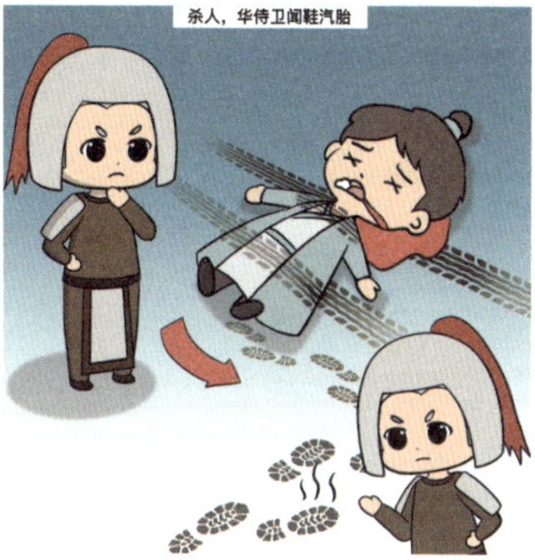

Anki 学长小贴士：有人被杀，华侍卫赶到，闻到鞋印上的气味，还看到汽车轮胎的痕迹

第五十一组　豆蔻　草豆蔻

药物	功效
豆蔻	**化湿**行**气** **温**中止**呕** 开**胃**消**食**

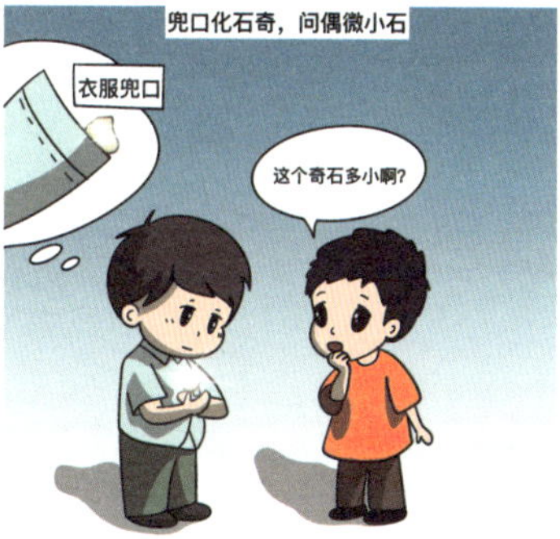

Anki 学长小贴士：我兜口露出一枚神奇的化石，别人问我这个石头有多么微小

药物	功效	
草豆蔻	燥湿行气 温中止呕	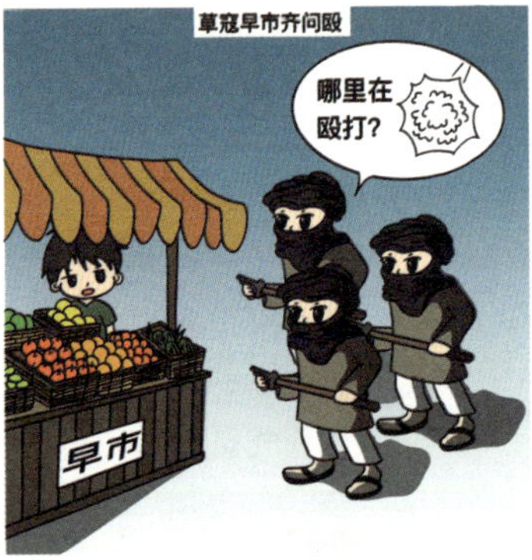

Anki 学长小贴士：几个草寇在早市的时候一起问哪里在殴打人

第五十二组　草果

药物	功效	
草果	燥湿温中 截疟除痰	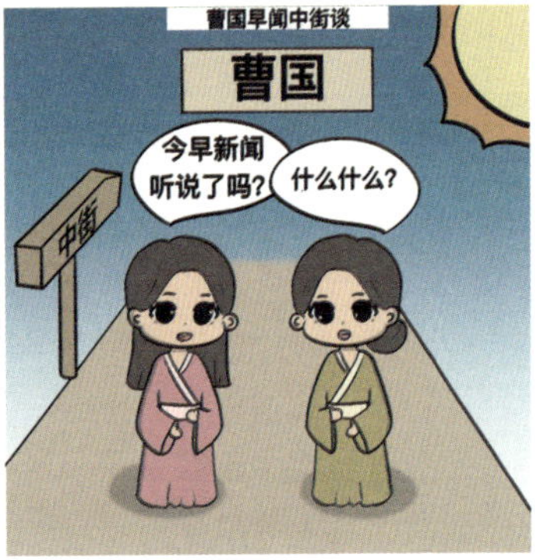

Anki 学长小贴士：曹国的早上新闻，中街的人都在谈论

第 6 章　利水渗湿药

第五十三组　猪苓　泽泻　茯苓　薏苡仁

药物	功效
猪苓	利水渗湿
泽泻	利水渗湿 泄热 化浊降脂

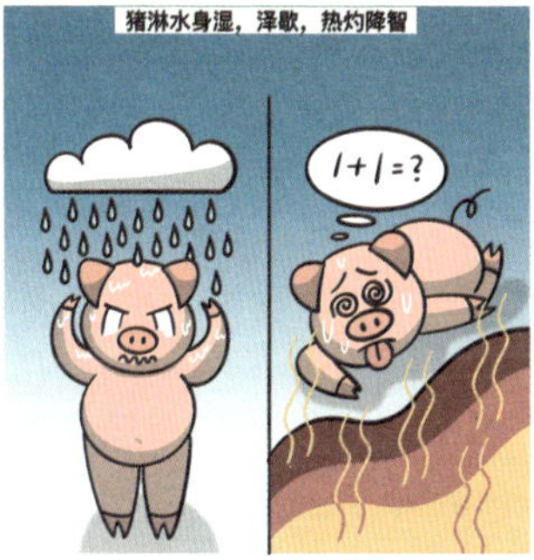

Anki 学长小贴士：一只猪淋了水身上湿了，在沼泽边休息，沼泽边太热，灼烧了它的皮肤，降低了它的智商

药物	功效
茯苓 （利水消肿要药）	利水渗湿 健脾 宁心安神

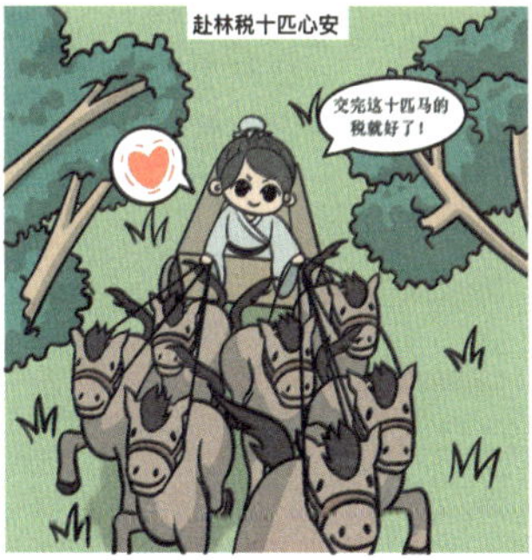

Anki 学长小贴士：奔赴树林去交税，税额是十四马，交完就安心了

药物	功效
薏苡仁	利水渗湿 健脾止泻 除痹 排脓 解毒散结

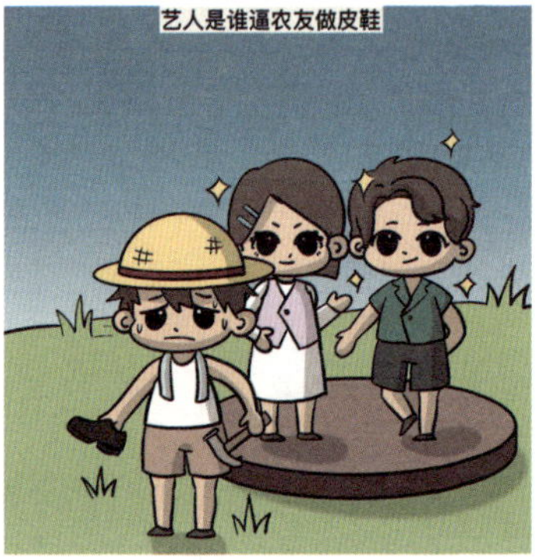

Anki 学长小贴士：在艺人队伍里，是谁始终逼着农民朋友做皮鞋

第五十四组　香加皮

药物	功效
香加皮	利水消肿 祛风湿 强筋骨

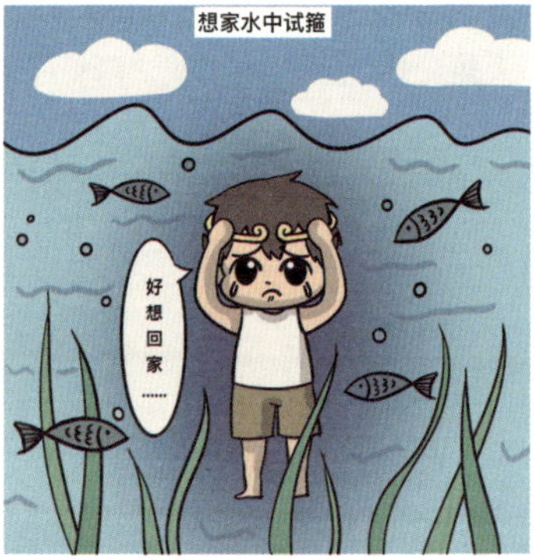

Anki 学长小贴士：想家了就在水中试箍（头上戴圈）

药　药　通

药物	功效
五加皮	强筋壮骨，利水消肿，补益肝肾，祛风除湿（祛风湿药）
香加皮	强筋骨，利水消肿，祛风湿

第五十五组　车前子

药物	功效
车前子（“利小便以实大便”）	清热利尿通淋 渗湿止泻 明目 祛痰 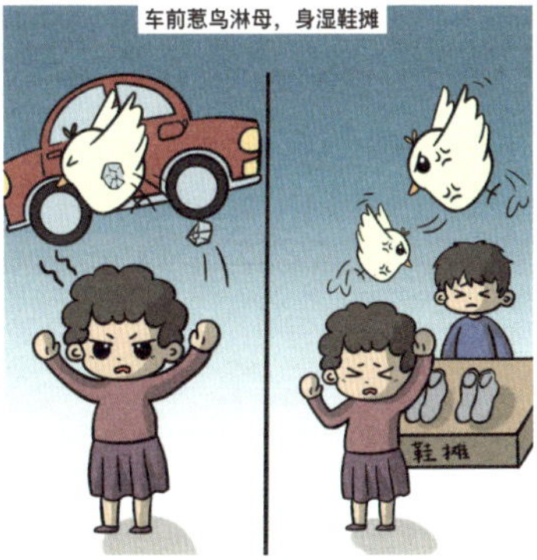

Anki 学长小贴士：母亲在车前惹了一只鸟，鸟便撒尿淋湿了母亲，结果不仅身体淋湿了还把卖鞋的摊子弄湿了

第五十六组　滑石

药物	功效
滑石 （“分水道，实大肠”）	**利尿通淋** **清热解暑** **外用祛湿敛疮**

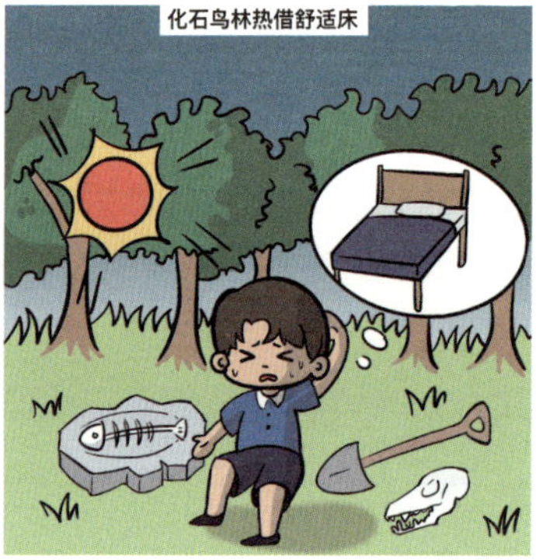

Anki 学长小贴士：在热带有化石的鸟林子里，感觉非常热，要借一张舒适的床，休息一下才能解暑

第五十七组　通草　冬葵子

药物	功效
通草	**清热利尿** **通气下乳** **清利湿热**

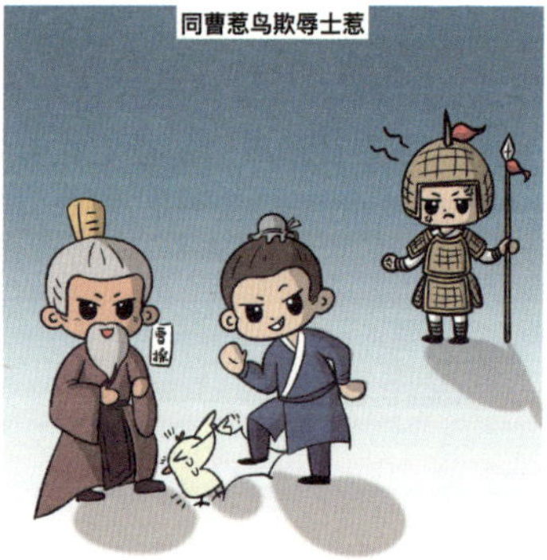

Anki 学长小贴士：有人和曹操一同招惹鸟，还欺辱招惹士兵

药物	功效	
冬葵子	清热利尿 下乳 润肠	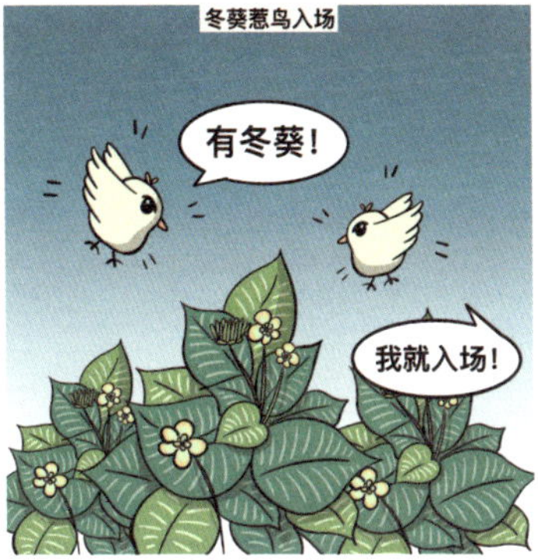

Anki 学长小贴士：冬葵的味道惹得鸟都入场啦

第五十八组　木通　灯心草

药物	功效	
木通	利尿通淋 清心除烦 通经下乳	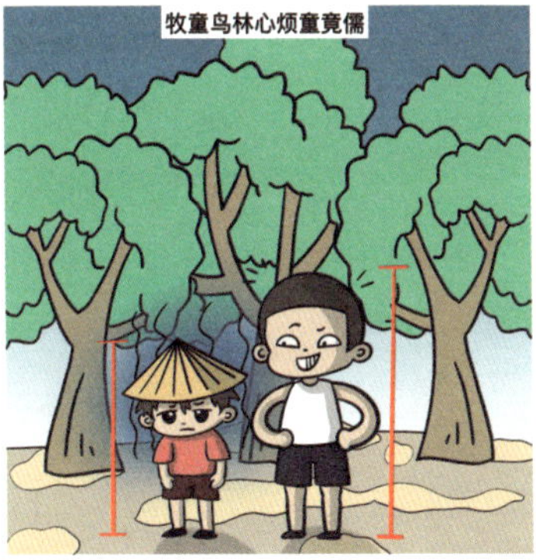

Anki 学长小贴士：牧童在鸟林散步，很心烦苦恼，因为这个牧童竟然是个侏儒

药物	功效	
灯心草	利小便 清心火	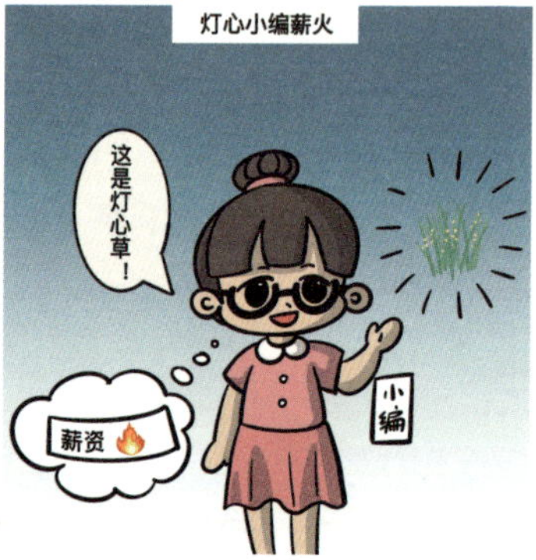

Anki 学长小贴士：介绍灯心草的小编薪资非常可观，职业很火

第五十九组　海金沙　地肤子

药物	功效	
海金沙 （诸淋涩痛之要药）	清热利湿 通淋止痛	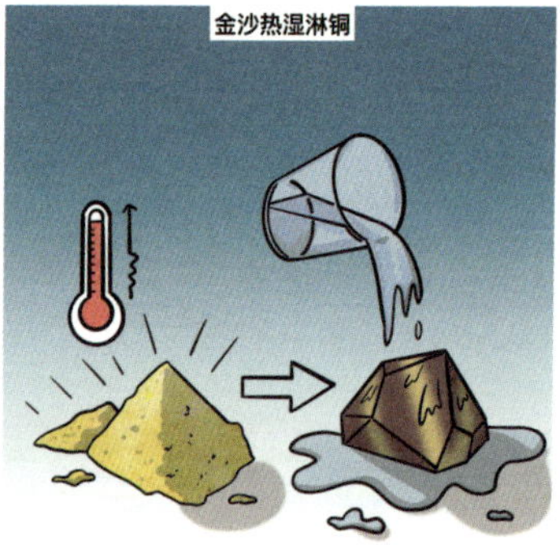

Anki 学长小贴士：沙滩上一堆金色的沙子摸起来很热，用水淋一下，沙子聚在一起，结果变成了铜矿

药物	功效
地肤子	清热利湿 祛风止痒

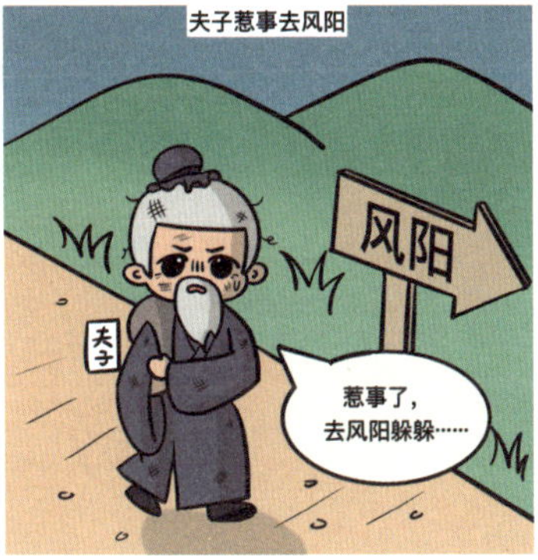

Anki 学长小贴士：夫子因为惹了事情，所以去风阳县躲躲

第六十组　瞿麦　萹蓄　石韦

药物	功效
瞿麦	利尿通淋 活血通经

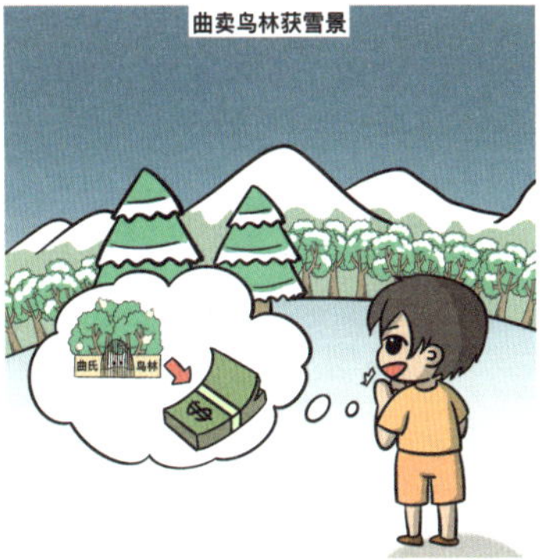

Anki 学长小贴士：姓曲的人卖了他的鸟林，获得了一处雪景观光园

药物	功效
萹蓄 （善“杀三虫”：蛔虫、蛲虫、钩虫）	利尿通淋 杀虫 止痒 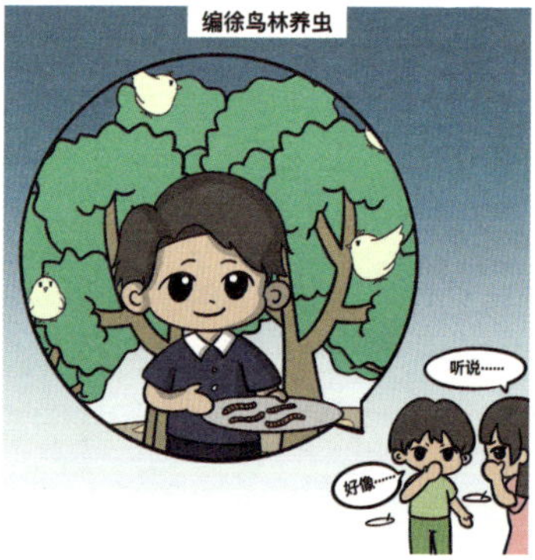

Anki 学长小贴士：一些人编造说一个姓徐的人在鸟林子里养了很多虫子

药物	功效
石韦	利尿通淋 清肺止咳 凉血止血 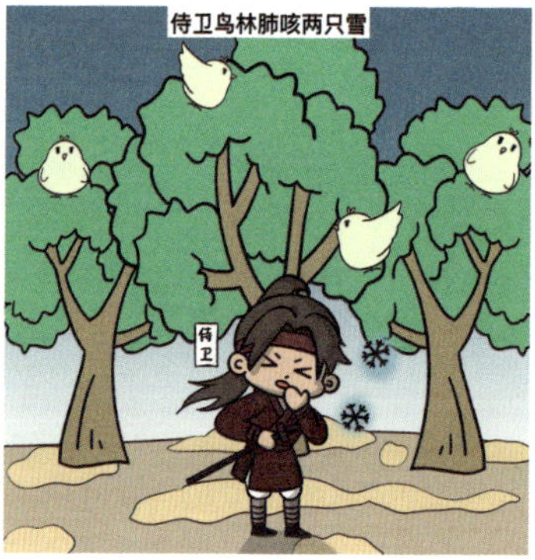

Anki 学长小贴士：侍卫因肺不好，在鸟林子里咳嗽，咳出了两片雪花

第六十一组　萆薢

药物	功效	
萆薢 （治膏淋要药）	利湿去浊 祛风除痹	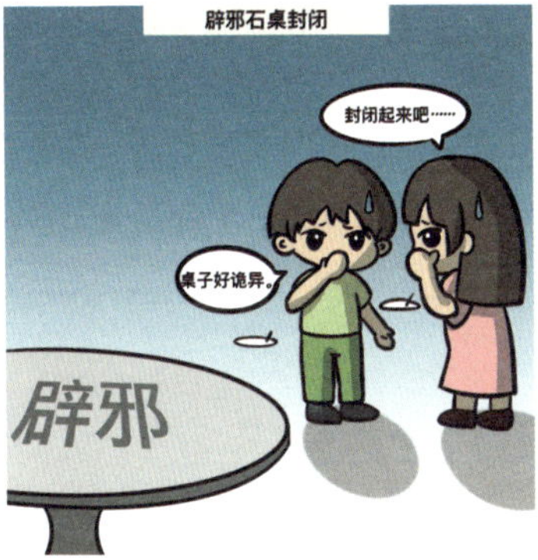

Anki 学长小贴士：一张石桌上面写着辟邪，看起来很诡异，人们说把它封闭起来

第六十二组　金钱草　茵陈

药物	功效	
金钱草 （善治石淋）	利湿退黄 利尿通淋 解毒消肿	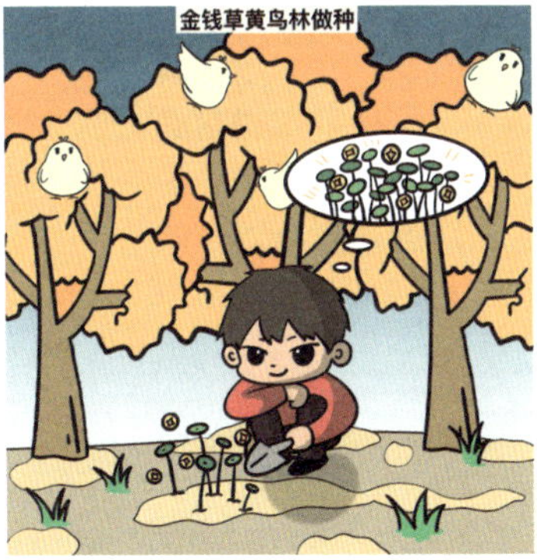

Anki 学长小贴士：金钱草在黄色鸟林做种子

药物	功效
茵陈 （治黄疸要药）	清利湿热 利胆退黄 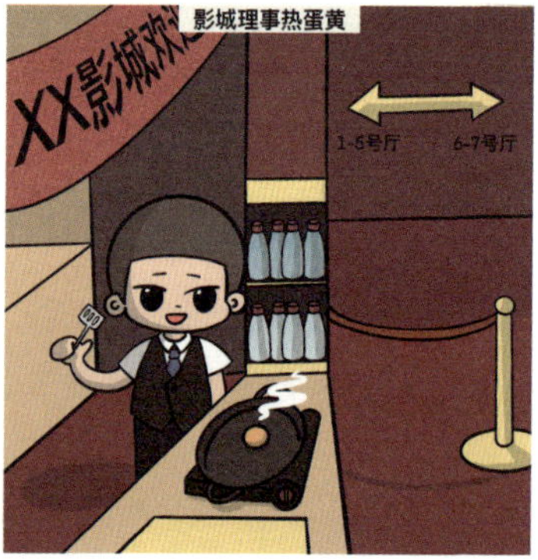

Anki 学长小贴士：一位影城的理事正在做饭，煎锅上热着蛋黄

第六十三组　虎杖

药物	功效
虎杖	利湿退黄 清热解毒 散瘀止痛 化痰止咳 泻热通便 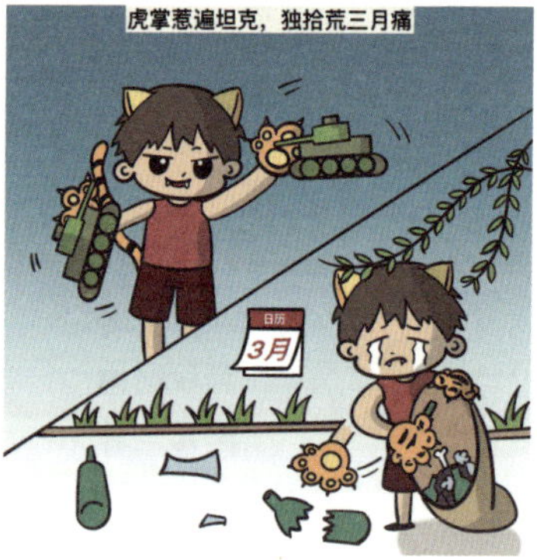

Anki 学长小贴士：虎掌惹遍了所有坦克，从此独自拾荒三个月，很痛苦

药 药 通

药物	功效
虎杖	利湿退黄，清热解毒，散瘀止痛，化痰止咳，泻热通便
大黄	泻下攻积，清热泻火，凉血解毒，止血，逐瘀通经，利湿退黄，烧烫伤（外用）（“破痰实”，通脏腑，降湿浊）（泻下药）

第六十四组 珍珠草

药物	功效
珍珠草	**利湿退黄** 清热解毒 明目 消积 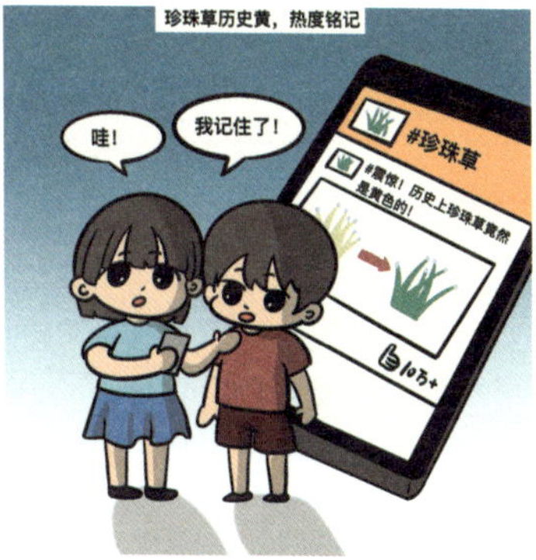

Anki 学长小贴士：珍珠草从以前历史上看是黄色的，这个新闻热度很高，被大众铭记

药 药 通

药物	功效
珍珠草	利湿退黄，清热解毒，明目，消积
珍珠母	安神定惊，明目退翳，平肝潜阳，燥湿收敛（平肝息风药）
珍珠	安神定惊，明目消翳，解毒生肌，润肤祛斑（平肝息风药）

第六十五组　枳椇子

药物	功效
枳椇子	利**水**消**肿** **解酒毒** 

Anki 学长小贴士：枳橘（橘生淮北为枳）在水中被分解就会有毒

第 7 章 温里药

第六十六组 附子 肉桂 吴茱萸

药物	功效	
附子 （回阳救逆第一品药、通十二经纯阳要药、命门主药、上助心阳、中温脾阳、下补肾阳）	回阳救逆 补火助阳 散寒止痛	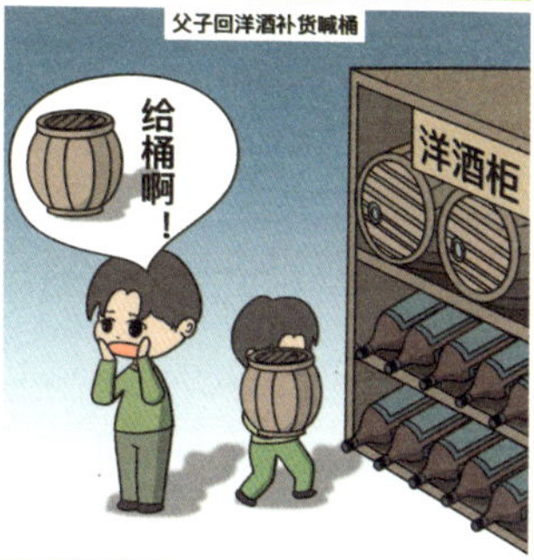

Anki 学长小贴士：父子一起回乡给洋酒补货，喊人帮忙拿桶接着

药物	功效	
肉桂 （治命门火衰之要药）	补火助阳 散寒止痛 温通经脉 引火归元	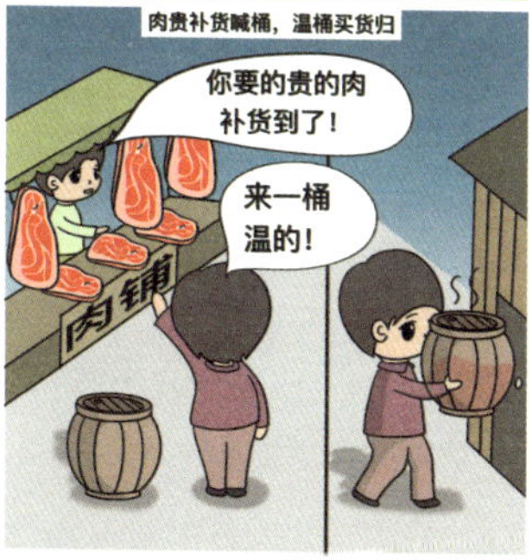

Anki 学长小贴士：这个肉很珍贵稀有，平时需要补货。大家喊来人拿一大桶装着甚至把桶都温热了，才买了很多货物归来

药物	功效
吴茱萸 （治肝寒气滞诸痛之主药）	**散寒止痛** **降逆止呕** **助阳止泻** **降血压** **疗口疮** 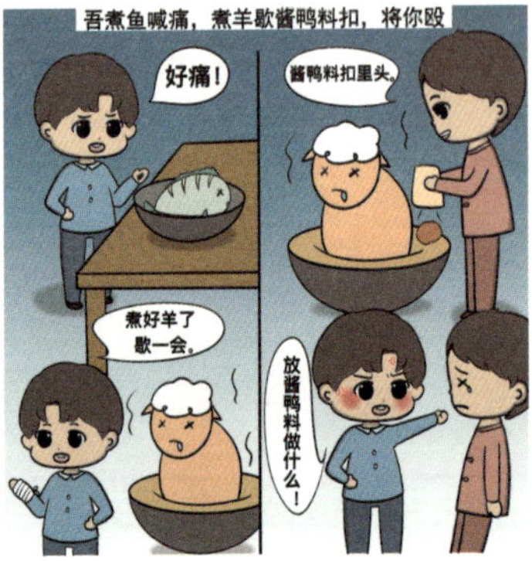

Anki 学长小贴士：我煮鱼的时候喊痛，在煮羊歇息时你竟把酱鸭料扣里面，将你殴打

药　药　通

药物	功效
附子	回阳救逆，补火助阳，散寒止痛
肉桂	补火助阳，散寒止痛，温通经脉，引火归元
吴茱萸	散寒止痛，降逆止呕，助阳止泻，降血压，疗口疮
桂枝	发汗解肌，温通经脉，助阳化气，平冲降逆 （解表药）
山茱萸	补益肝肾，收涩固脱 （收涩药）

第六十七组　干姜　高良姜

药物	功效
干姜 （温暖中焦之主药）	温中散寒 回阳通脉 温肺化饮

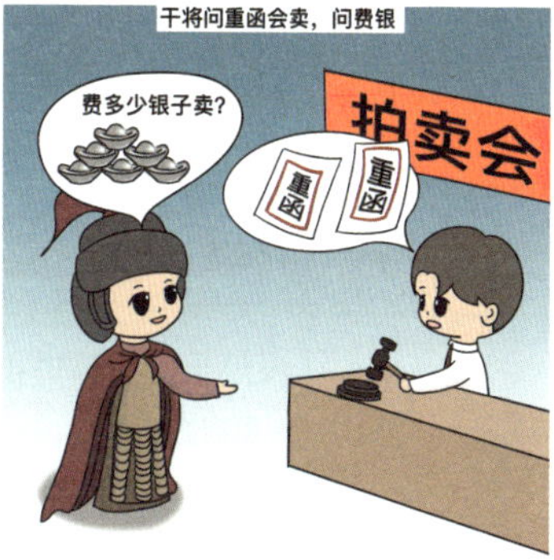

Anki 学长小贴士：得力干将听闻重要密函会被拍卖，就问费用银两要多少

药物	功效
高良姜	温中止呕 散寒止痛

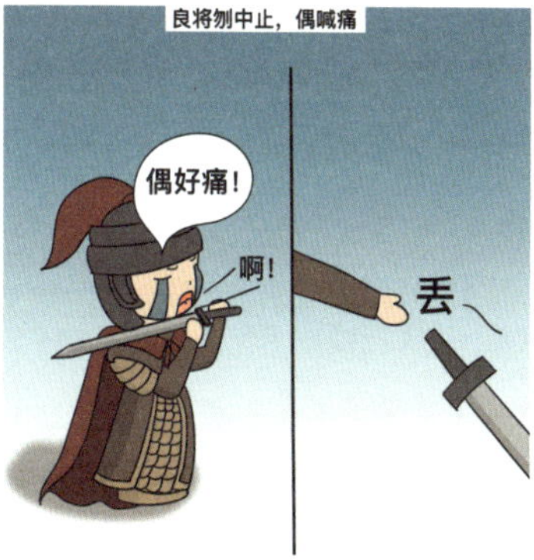

Anki 学长小贴士：一名良将自刎突然中止，大喊，偶好痛

药 药 通

药物	功效
干姜	温中散寒，回阳通脉，温肺化饮
高良姜	温中止呕，散寒止痛
生姜	解表散寒，温中止呕，化痰止咳，解鱼蟹毒 （解表药）
炮姜	温经止血，温中止痛 （止血药）

第六十八组　丁香　小茴香

药物	功效
丁香 （治胃寒呕吐呃逆之要药）	**温中降逆** **散寒止痛** **温肾助阳** 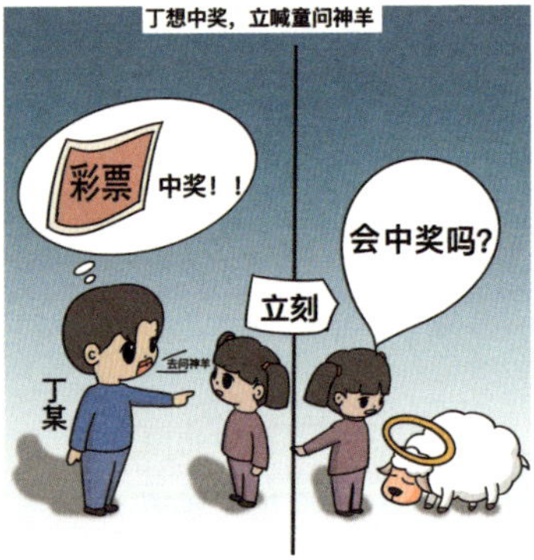

Anki 学长小贴士：丁想中奖，立刻喊旁边的一个孩童去问神羊会不会中奖

药物	功效
小茴香	**散寒止痛** **理气和胃** 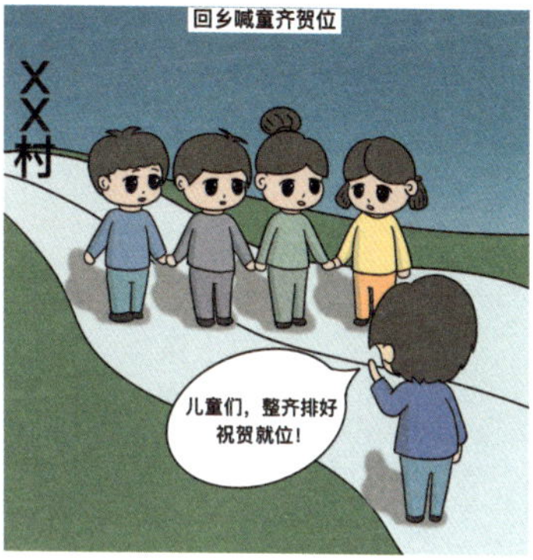

Anki 学长小贴士：回乡喊儿童们一起排列整齐，祝贺就位

药　药　通

药物	功效
丁香	温中降逆，散寒止痛，温肾助阳
小茴香	散寒止痛，理气和胃
刀豆	温中，下气止呃，温肾助阳 （理气药）
柿蒂	降逆止呃 （理气药）

第六十九组　花椒　胡椒　荜茇　荜澄茄

药物	功效
花椒	温中止痛 杀虫止痒

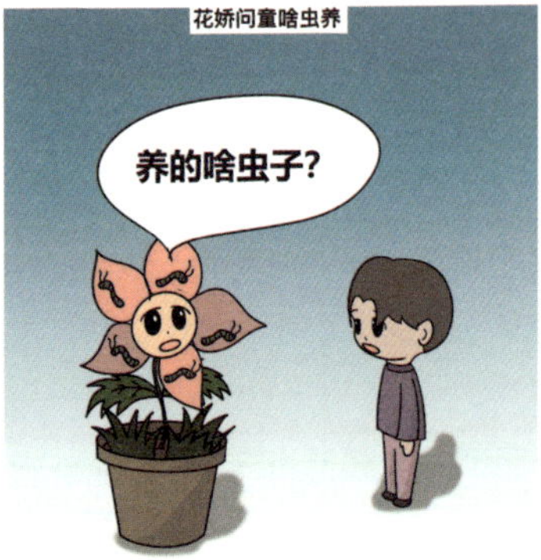

Anki 学长小贴士：花朵娇艳的问孩童养的啥虫子

药物	功效
胡椒	温中散寒 下气 消痰 开胃进食

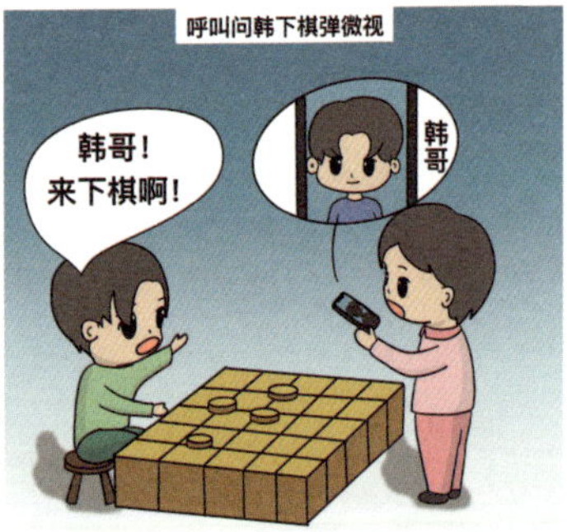

Anki 学长小贴士：呼叫问一下韩大哥要不要下棋，就给他弹了微信视频

药物	功效
荜茇	温中散寒 下气止痛
荜澄茄	温中散寒 行气止痛

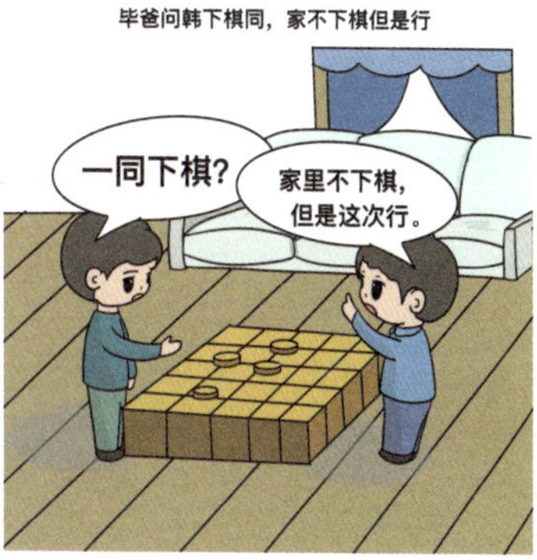

Anki 学长小贴士：毕爸问韩大哥要一同下棋吗？韩大哥回答，“家里不下棋，但是这次行。”

第 8 章　理气药

第七十组　陈皮　青皮

药物	功效
陈皮 （治湿痰、寒痰之要药，治呕吐、呃逆之佳品）	**理气健脾** **燥湿化痰** 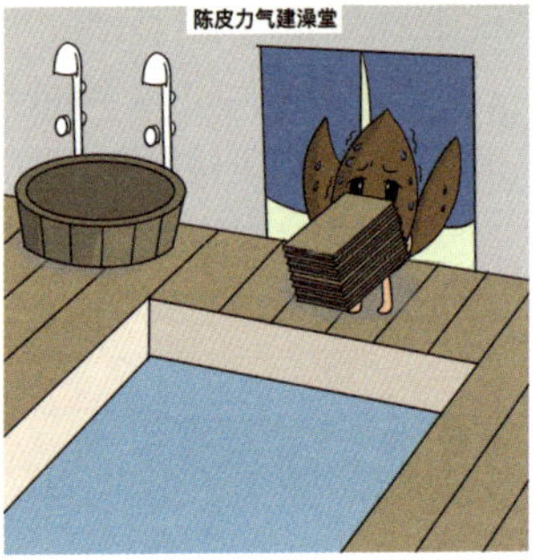

Anki 学长小贴士：陈皮花费大量力气建了一个澡堂

药物	功效
青皮	**疏肝破气** **消积化滞** 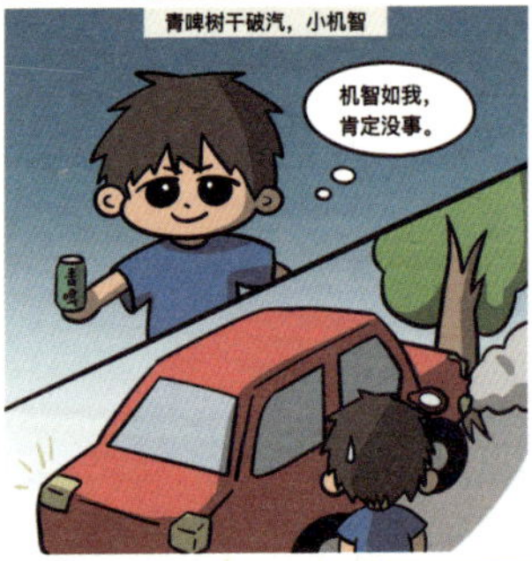

Anki 学长小贴士：喝了青岛的啤酒，以为凭自己的小机智不会出事，结果撞上树干，汽车都破了

第七十一组　枳实　枳壳

药物	功效
枳实	**破气消积** **化痰散痞** **益气举陷** 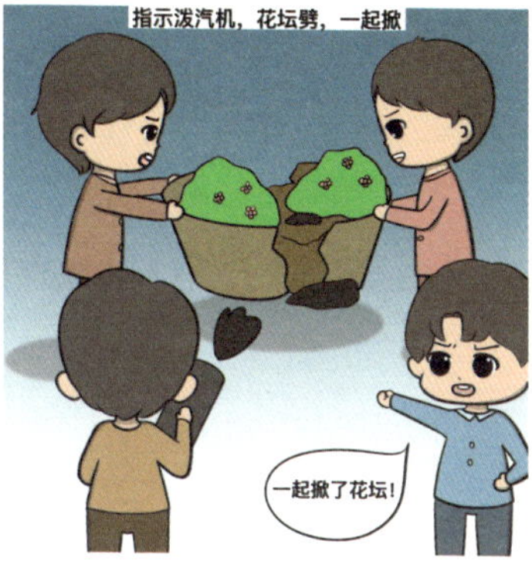

Anki 学长小贴士：有人指示，拿泼汽油的机器，把花坛劈成两半，和别人一起掀开花坛

药物	功效
枳壳	**理气**宽**中** 行滞**消胀** 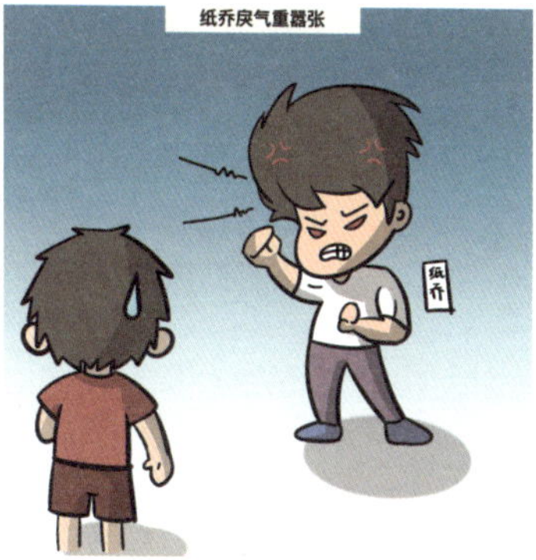

Anki 学长小贴士：纸乔戾气太重了，超级器张

第七十二组　柿蒂　刀豆

药物	功效
柿蒂	**降逆（气）止呃**

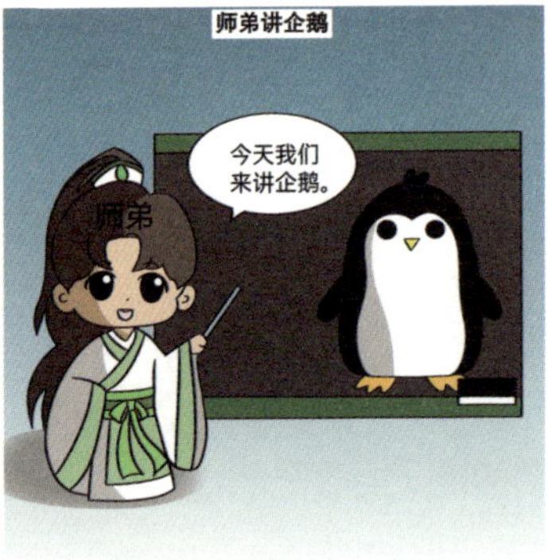

Anki 学长小贴士：师弟讲解企鹅

药物	功效
刀豆 （止呃逆要药）	**温中** **下气止呃** **温肾助阳**

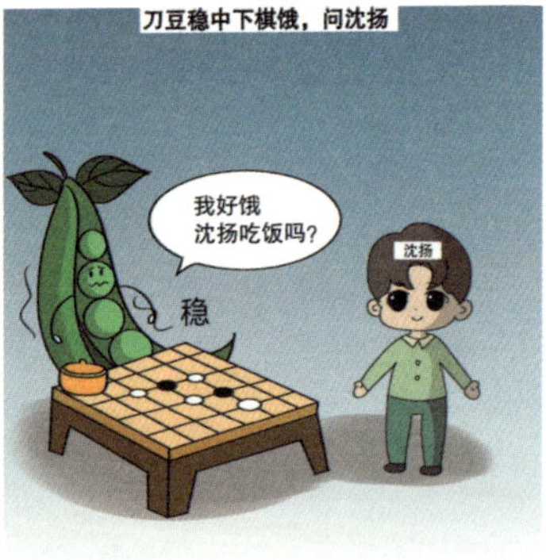

Anki 学长小贴士：刀豆在稳重沉着地下棋时突然饿了，问沈扬“吃饭吗？”

第七十三组　木香　沉香　檀香

药物	功效
木香 （治泻痢后重之要药）	行气止痛 健脾消食 醒脾开胃 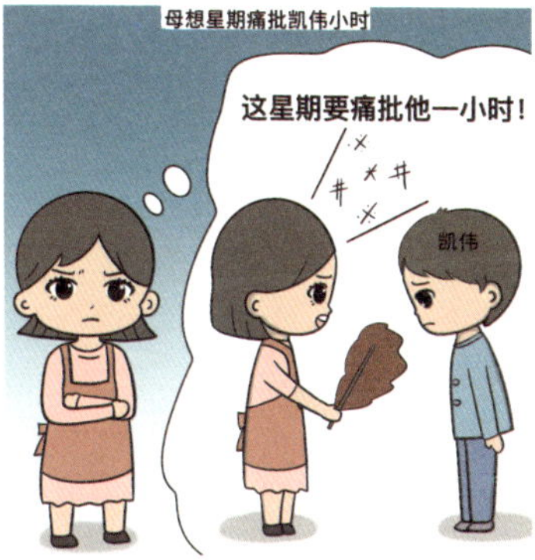

Anki 学长小贴士：母亲想，这星期要痛批凯伟一小时

药物	功效
沉香	行气止痛 温中止呕 纳气平喘 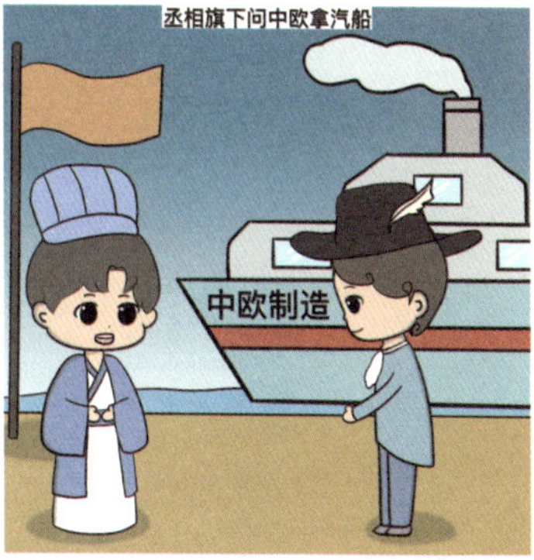

Anki 学长小贴士：丞相在旗下询问中欧国家，想要拿下蒸汽船

药物	功效	
檀香	行气止痛 散寒调中 开胃	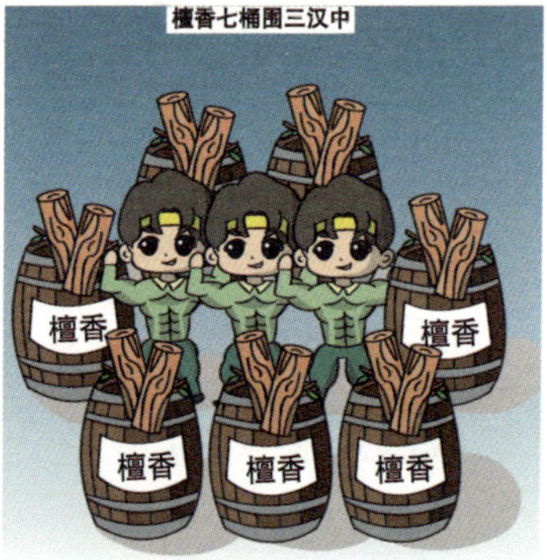

Anki 学长小贴士：七桶檀香将三名大汉围在中间

第七十四组　川楝子

药物	功效	
川楝子	疏肝泄热 行气止痛 杀虫	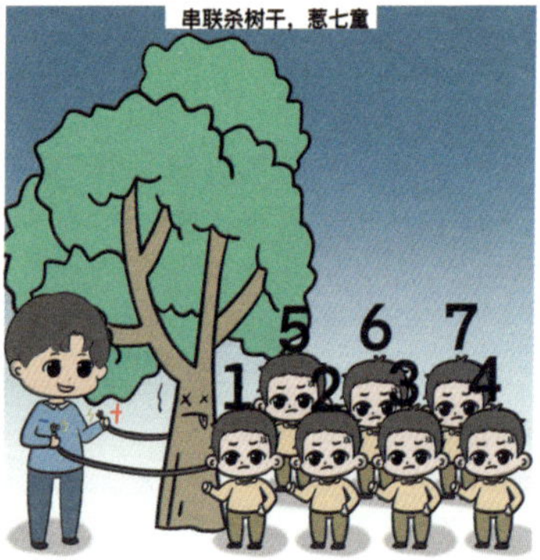

Anki 学长小贴士：打算用串联的力量杀死树干，结果惹到七名孩童

药　药　通

药物	功效
川楝子	杀虫，疏肝泄热，行气止痛
苦楝皮	杀虫，疗癣 （驱虫药）

第七十五组　乌药　荔枝核

药物	功效
乌药	行气止痛 温肾散寒 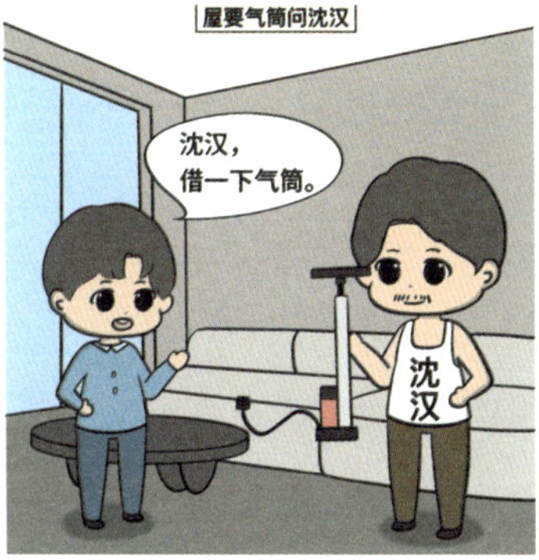
Anki 学长小贴士：屋里需要一个气筒，问沈汉借	

药物	功效
荔枝核	行气散结 祛寒止痛 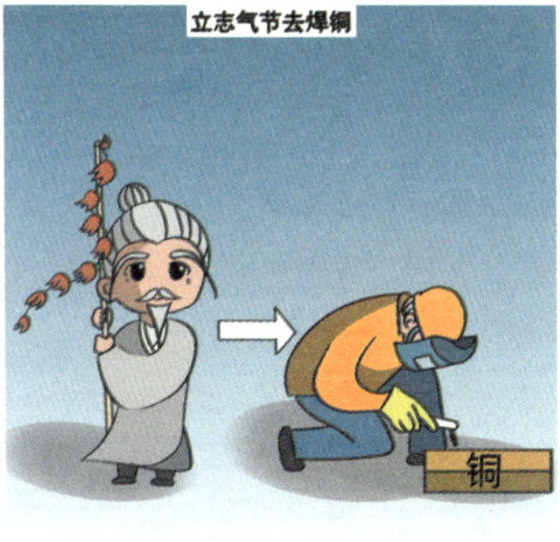
Anki 学长小贴士：一个人立下壮志，为表示自己的气节，要去焊铜	

第七十六组　玫瑰花

药物	功效	
玫瑰花	行气解郁 和血 止痛 （疏肝和胃）	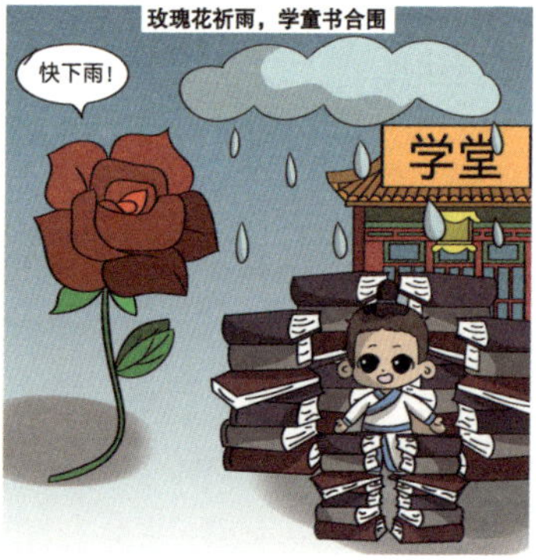

Anki 学长小贴士：玫瑰花祈求下雨，学童将书合起来包围自己

第七十七组　香附　梅花　佛手　香橼

药物	功效	
香附 （疏肝解郁之要药，妇科调经之要药）	疏肝解郁 理气宽中 调经止痛	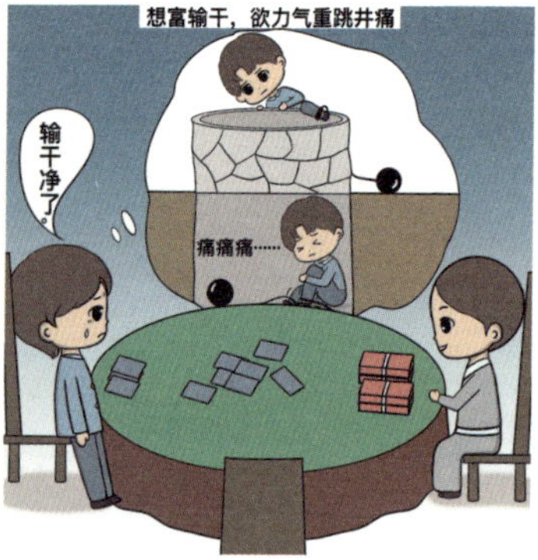

Anki 学长小贴士：想要富，结果赌博都输干净了，欲花大力气重重跳入井中，摔得很痛

药物	功效
梅花	疏肝和中 化痰散结

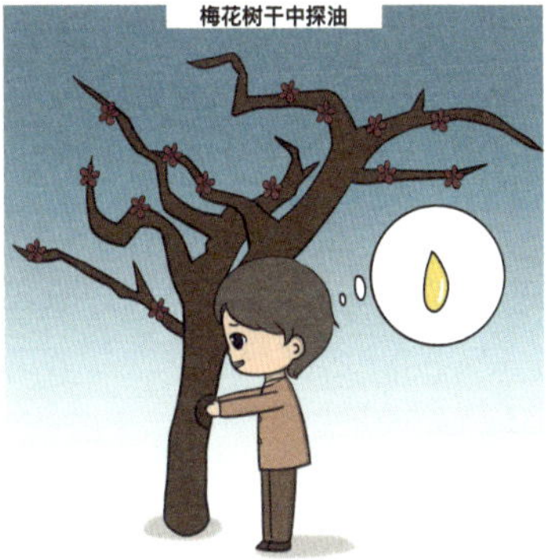

Anki 学长小贴士：在梅花树干中探索油（此处油与“右”同音，代表散结）

药物	功效
佛手	疏肝理气 和中止痛 燥湿化痰

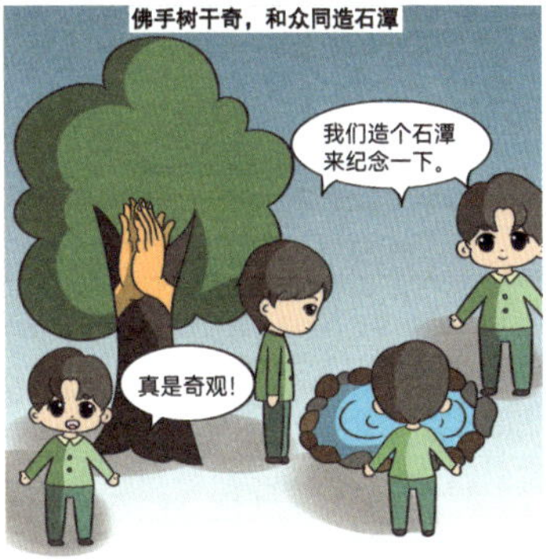

Anki 学长小贴士：树干长成了一双佛手，真是奇观，小伙伴们一同造个石潭来纪念这一奇观

药物	功效
香橼	**疏肝解郁** **理气宽中** **燥湿化痰**

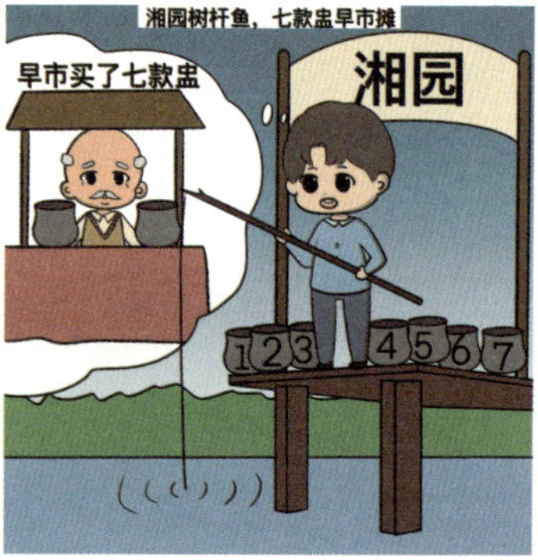

Anki 学长小贴士：在湘园用树干钓鱼，装鱼的盅有七种，都是在早市的小摊上买的

药 药 通

药物	功效
郁金	行气解郁，活血止痛，清心凉血，利胆退黄 （活血化瘀药）
香附	疏肝解郁，理气宽中，调经止痛
梅花	疏肝和中，化痰散结
佛手	疏肝理气，和中止痛，燥湿化痰
香橼	疏肝解郁，理气宽中，燥湿化痰

第七十八组　大腹皮

药物	功效
大腹皮	行气宽中 行水消肿 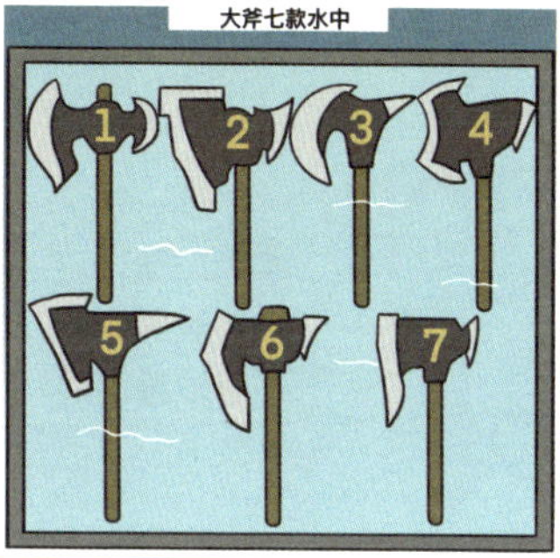

Anki 学长小贴士：大斧有七款，都展示在水中了

药　药　通

药物	功效
大腹皮	行气宽中，行水消肿
槟榔	行气，利水，杀虫，消积，截疟 （驱虫药）

第七十九组　薤白

药物	功效
薤白 （治胸痹要药）	**通阳散结** 行气导滞 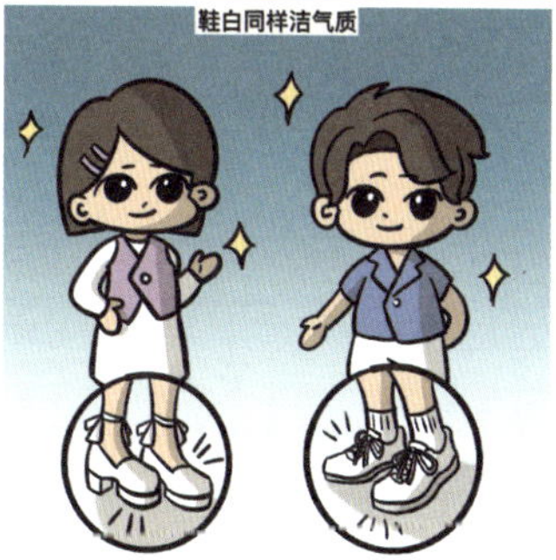

Anki 学长小贴士：两双鞋都很白，同样也很洁净，很显气质

第八十组　甘松

药物	功效	
甘松	**理气**止**痛** **开郁醒脾** 外用祛**湿**消**肿**	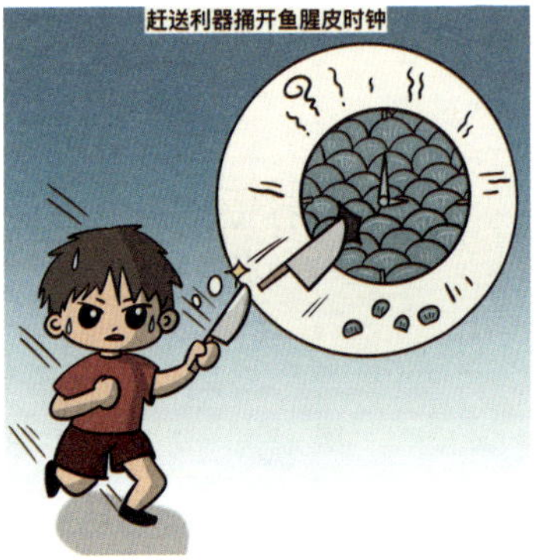

Anki 学长小贴士：赶着去送利器，是为了捅开鱼腥皮做的时钟

第 9 章　消食药

第八十一组　鸡内金　山楂

<table>
<tr><th>药物</th><th>功效</th></tr>
<tr><td>鸡内金</td><td>健胃消食
涩精止遗
通淋化石
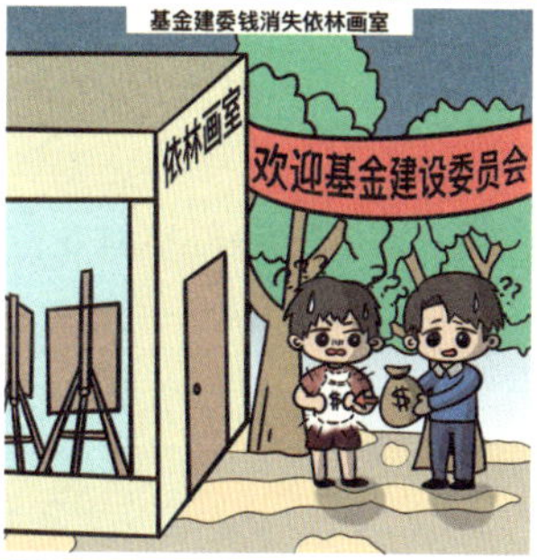
</td></tr>
<tr><td colspan="2">Anki 学长小贴士：基金建设委员会的钱消失在了依林画室里</td></tr>
</table>

<table>
<tr><th>药物</th><th>功效</th></tr>
<tr><td>山楂
（消化油腻肉食积滞之要药）</td><td>消食健胃
行气散瘀
化浊降脂
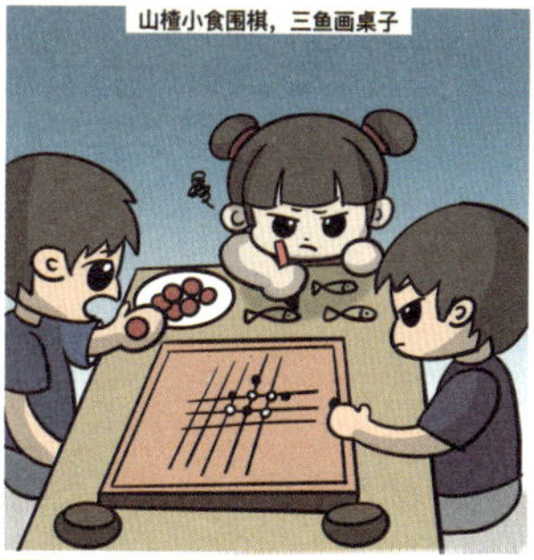
</td></tr>
<tr><td colspan="2">Anki 学长小贴士：两个小男孩边吃山楂小零食，边下围棋，小女孩在桌子上画了三条鱼</td></tr>
</table>

第八十二组　六神曲　稻芽　麦芽

药物	功效	
六神曲	**消食**和**胃**	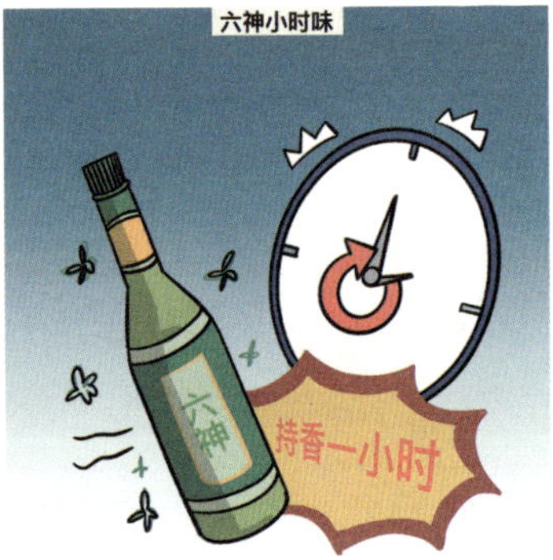

Anki 学长小贴士：六神花露水可以维持一小时香味

药物	功效	
稻芽	**消食和**中 健**脾**开**胃**	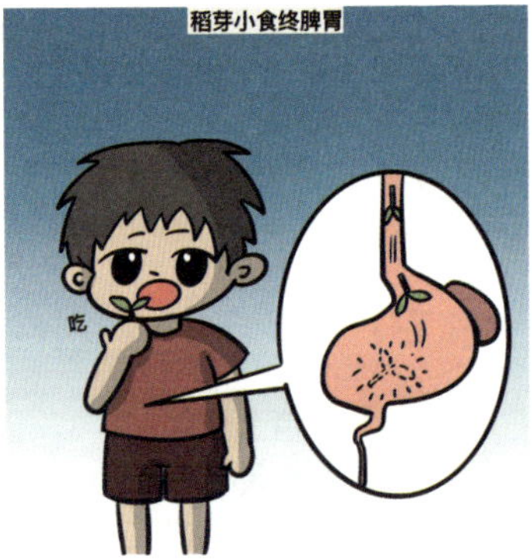

Anki 学长小贴士：吃进去的稻芽小零食最终在脾胃里被运化

药物	功效
麦芽	行气消食 健脾开胃 回乳消胀

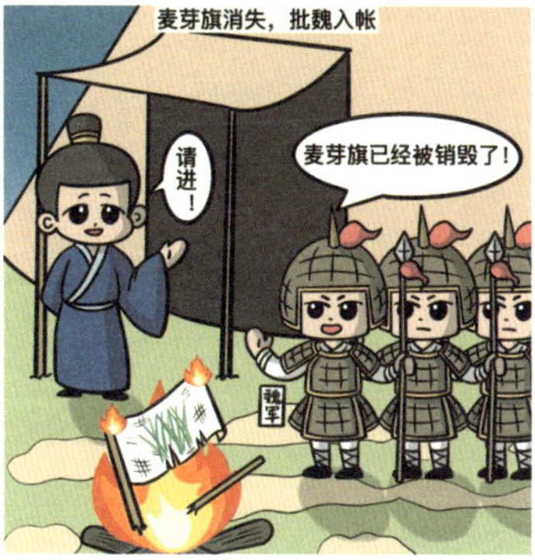

Anki 学长小贴士：印有麦芽的旗子消失了，可以批准魏军入帐篷啦

第八十三组　莱菔子

药物	功效
莱菔子	消食除胀 降气化痰

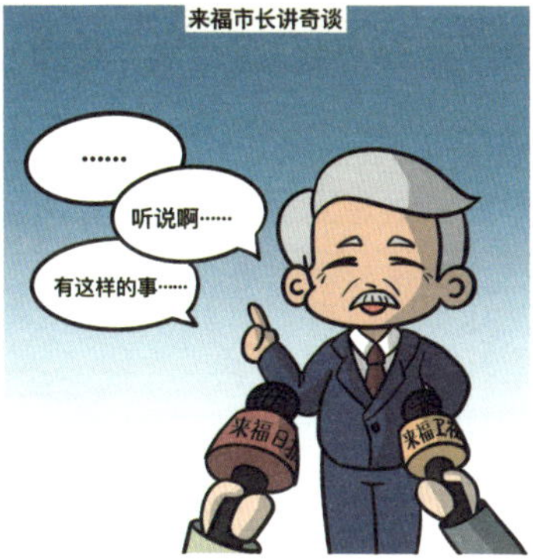

Anki 学长小贴士：来福市的市长在讲奇闻趣谈

第 10 章 驱虫药

第八十四组 槟榔 榧子 使君子 雷丸

药物	功效
槟榔	杀虫 **消积** **行气** 利**水** 截疟 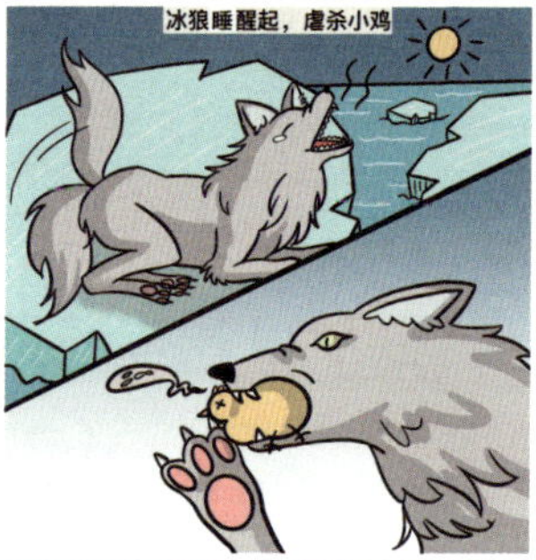

Anki 学长小贴士：一只冰原狼睡醒起来了，开始虐杀小鸡

药物	功效
榧子	**杀虫消积** **润肺**止**咳** 润燥通**便** 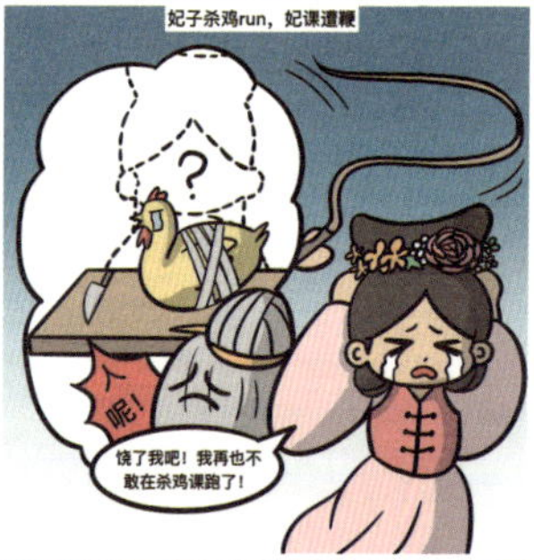

Anki 学长小贴士：因为妃子杀鸡课时跑（run）了，所以课后遭鞭打了

<table>
<tr><th>药物</th><th>功效</th></tr>
<tr><td>使君子</td><td rowspan="2">杀虫
消积
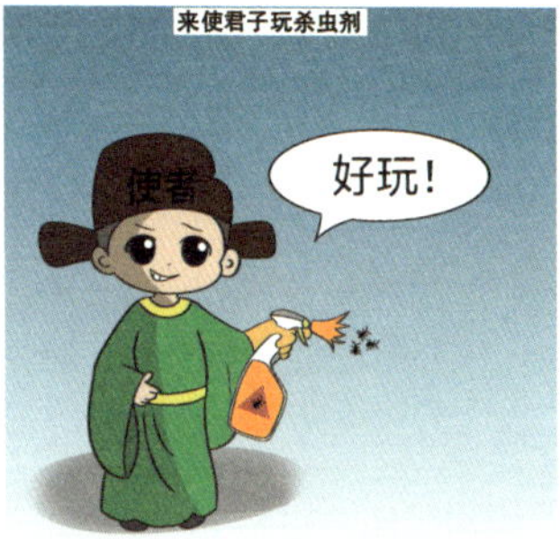
</td></tr>
<tr><td>雷丸</td></tr>
<tr><td colspan="2">Anki 学长小贴士：来使的君子们在玩杀虫剂</td></tr>
</table>

药 药 通

药物	功效
槟榔	杀虫，消积，行气，利水，截疟
大腹皮	行气宽中，行水消肿 （理气药）
榧子	杀虫消积，润肺止咳，润燥通便
使君子	杀虫，消积
雷丸	杀虫，消积

第八十五组　苦楝皮　南瓜子　鹤草芽

药物	功效
苦楝皮 （广谱驱虫药）	杀虫 疗癣 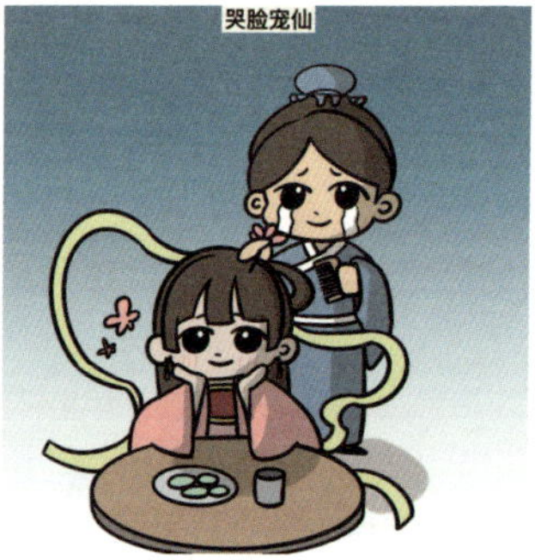

Anki 学长小贴士：哭着脸也要宠爱小仙女

药物	功效
南瓜子	杀虫 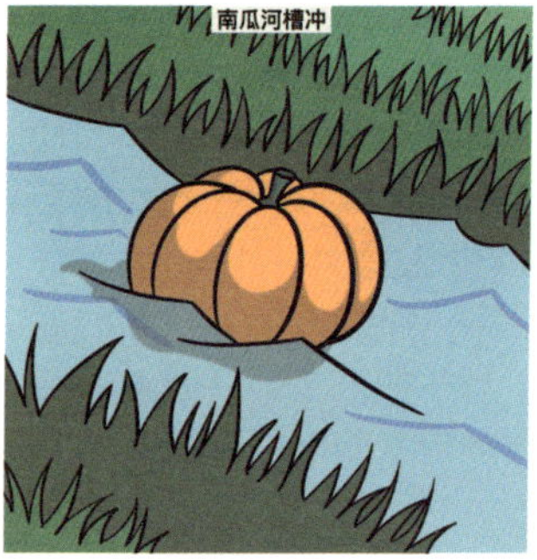
鹤草芽 （善驱绦虫）	

Anki 学长小贴士：南瓜被丢进河槽里，被水流冲走了

药　药　通

药物	功效
苦楝皮	杀虫，疗癣
川楝子	杀虫，疏肝泄热，行气止痛 （理气药）
南瓜子	杀虫
鹤草芽	杀虫

第 11 章　止血药

第八十六组　大蓟　小蓟

药物	功效	
大蓟	凉血止血 散瘀解毒消痈	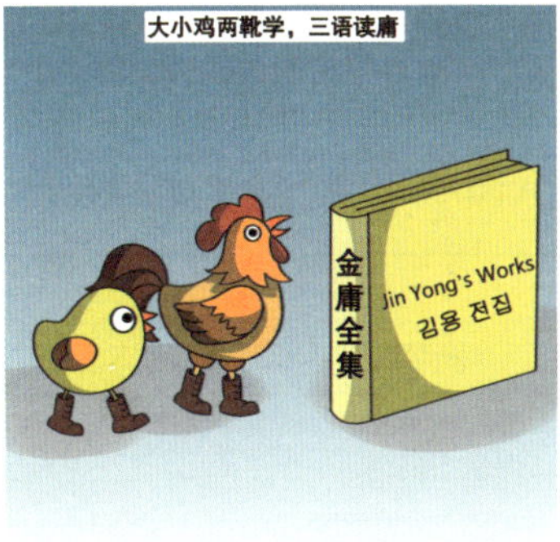
小蓟		

Anki 学长小贴士：大鸡与小鸡穿着靴子去上学，用三种语言读金庸小说

第八十七组　地榆　侧柏叶

药物	功效
地榆 （治烧烫伤之要药）	凉血止血 解毒敛疮

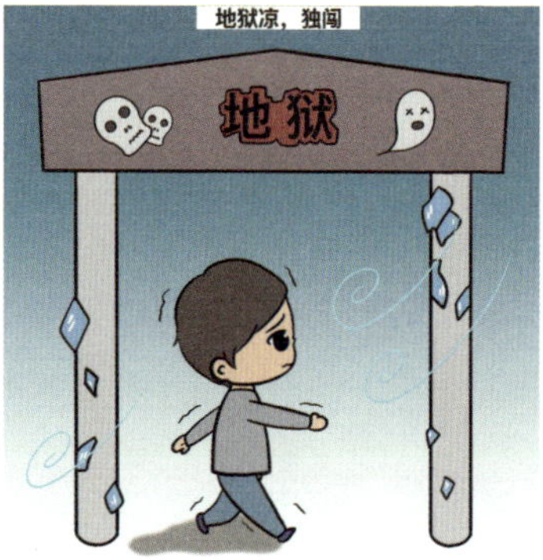

Anki 学长小贴士：在冰凉的地狱里独自闯荡

药物	功效
侧柏叶 （治各种出血之要药）	凉血止血 化痰止咳 生发乌发

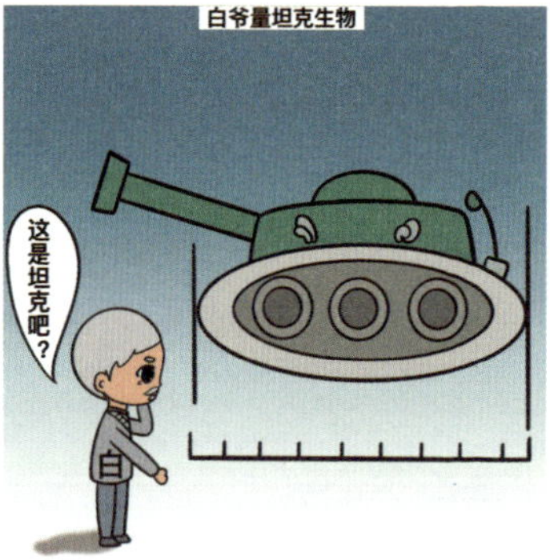

Anki 学长小贴士：姓白的爷爷在测量酷似坦克的生物

第八十八组　白茅根

药物	功效
白茅根	**凉**血**止**血 **清热**利**尿** 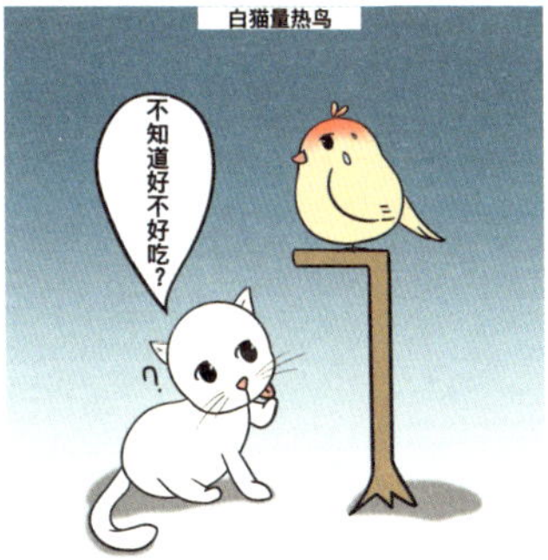

Anki 学长小贴士：白色的小猫在打量这只热带鸟

药　药　通

药物	功效
白茅根	凉血止血，清热利尿
芦根	清热泻火，利尿，生津止渴，除烦，止呕（清热药）

第八十九组　槐花　苎麻根

药物	功效
槐花	**凉**血**止**血 **清**肝泻**火** 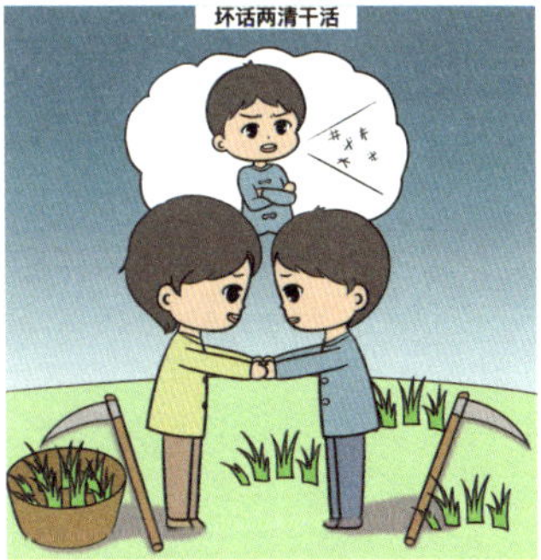

Anki 学长小贴士：彼此的坏话都已经两清了，干活吧

药物	功效
苎麻根 （安胎要药）	凉血止血 安胎 清热解毒 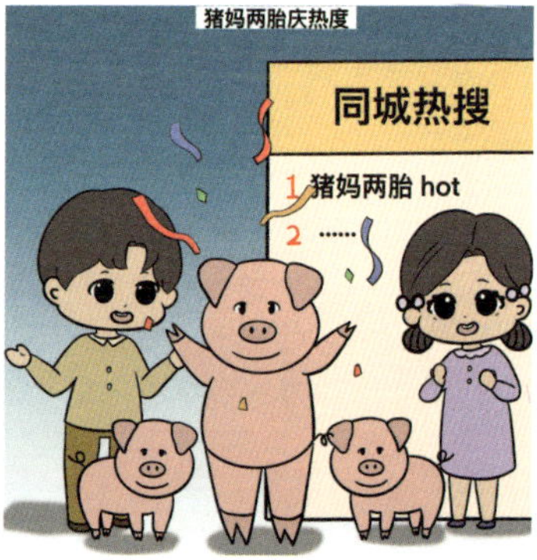

Anki 学长小贴士：猪妈妈怀了两胎，大家都来庆祝，这件事情热度很高

第九十组　三七　茜草

药物	功效
三七 （伤科要药）	散瘀止血 消肿定痛 补虚强壮 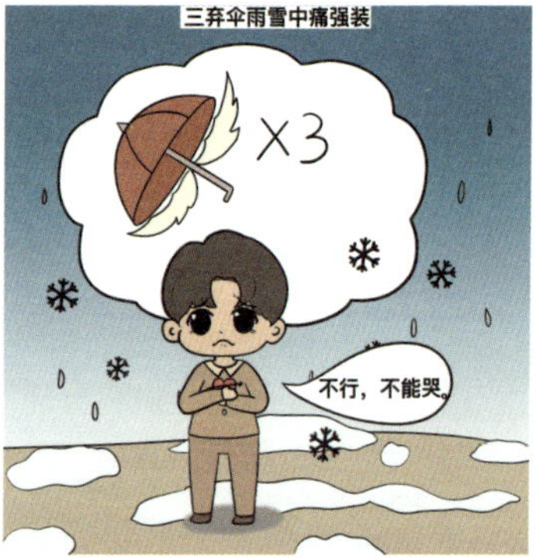

Anki 学长小贴士：三把伞都丢弃了，现在在雨雪中很痛苦，但还要强装

药物	功效	
茜草 （妇科调经要药）	**凉血** **祛瘀** **止血** **通经**	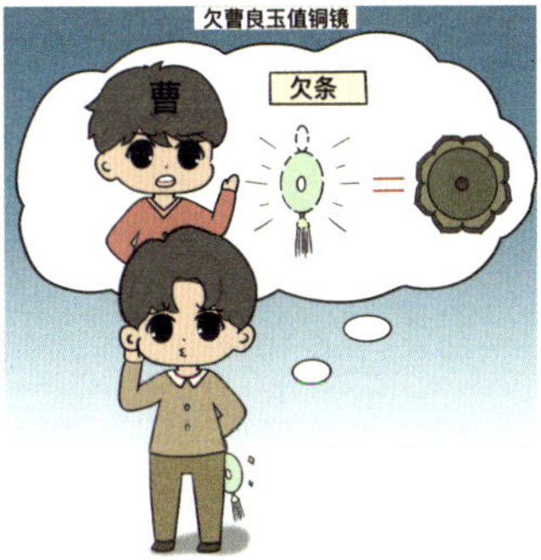

Anki 学长小贴士：欠了曹先生一块良玉，价值一块铜镜

药　药　通

药物	功效
三七	散瘀止血，消肿定痛，补虚强壮
茜草	凉血，祛瘀，止血，通经
降香	化瘀止血，理气止痛 （活血化瘀药）

第九十一组　花蕊石　蒲黄

药物	功效	
花蕊石	化瘀止血	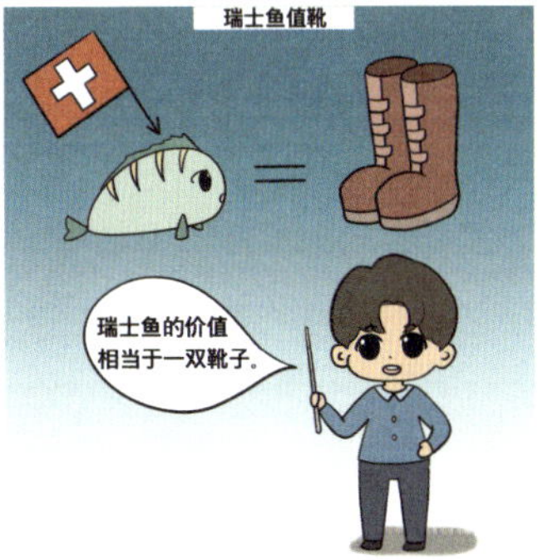

Anki 学长小贴士：用瑞士产的鱼交换物品，说它值一双靴子

药物	功效	
蒲黄	止血 化瘀 利尿通淋	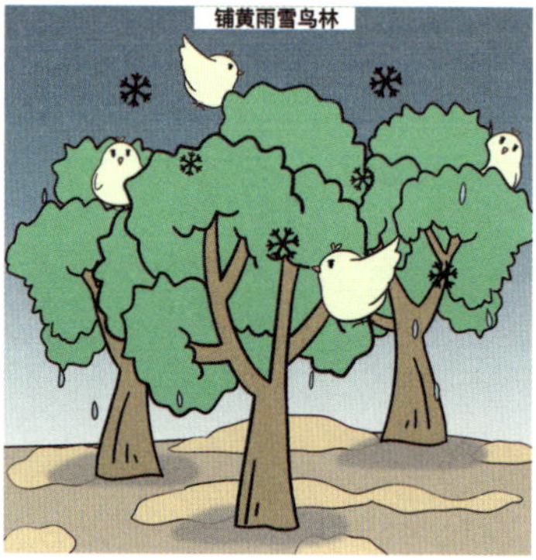

Anki 学长小贴士：铺天盖地的黄色雨雪，覆盖了鸟林

第九十二组　白及　仙鹤草　紫珠叶

药物	功效	
白及 （收敛止血之要药）	收敛止血 消肿生肌	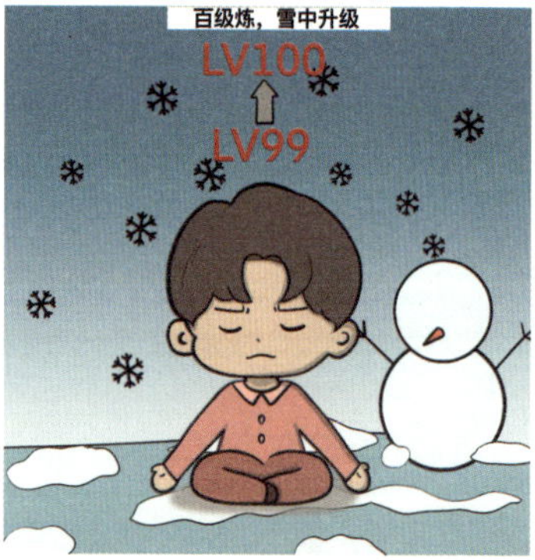

Anki 学长小贴士：修炼到一百等级，需要在雪中升级

药物	功效
仙鹤草	收敛止血 截疟 止痢 解毒 补虚

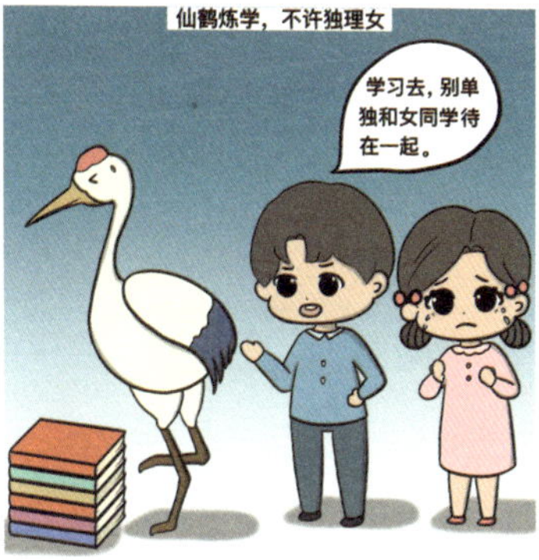

Anki 学长小贴士：仙鹤认真修炼学习，不允许单独搭理女同学

药物	功效
紫珠叶	凉血收敛止血 散瘀解毒消肿

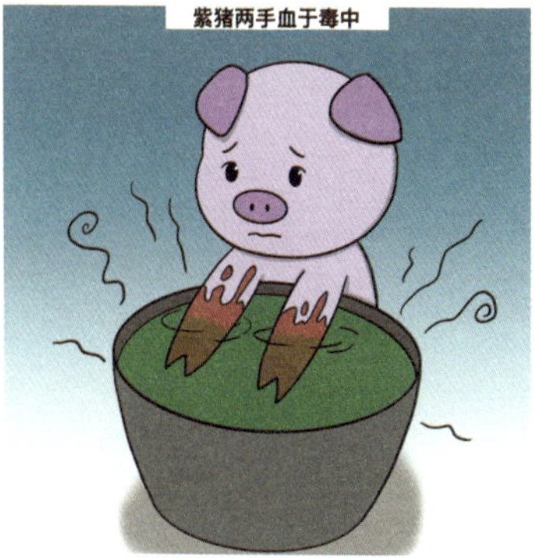

Anki 学长小贴士：紫色的猪两只手沾满血，置于毒液中

第九十三组　棕榈炭　血余炭

药物	功效
棕榈炭	收敛止血 止泻止带

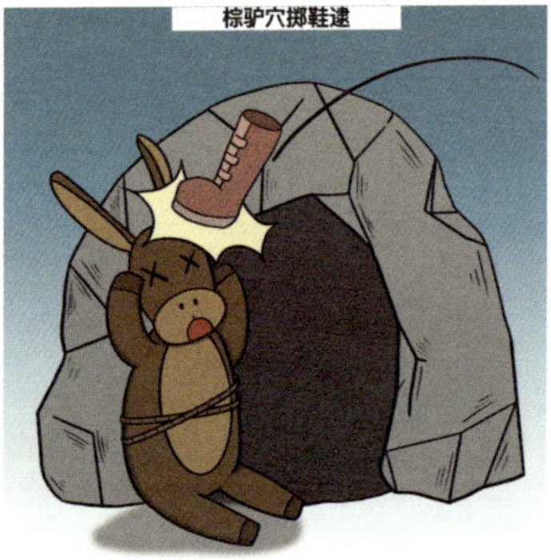

Anki 学长小贴士：棕色的驴在洞穴口，被人投掷鞋打中而被逮

药物	功效
血余炭	收敛止血 化瘀 利尿

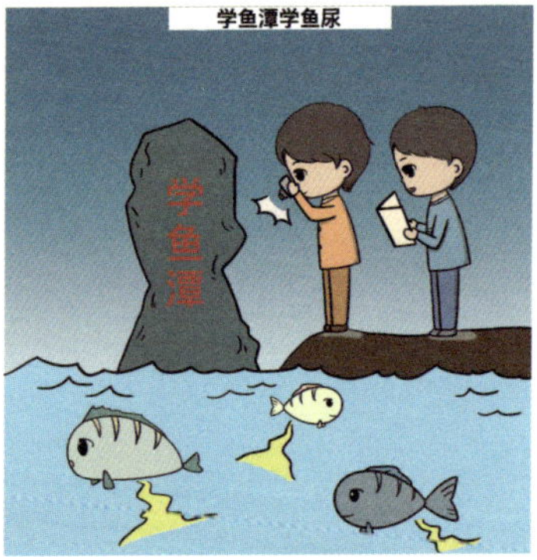

Anki 学长小贴士：有一个“学鱼潭”的习俗，人们甚至去学习和模仿鱼儿排尿

第九十四组　艾叶　炮姜　灶心土

药物	功效
艾叶 （温经止血之要药，治妇科下焦虚寒或寒客胞宫之要药，妇科安胎之要药）	温经止血 散寒止痛 调经 安胎 外用祛湿止痒 熏灸温煦气血 透达经络

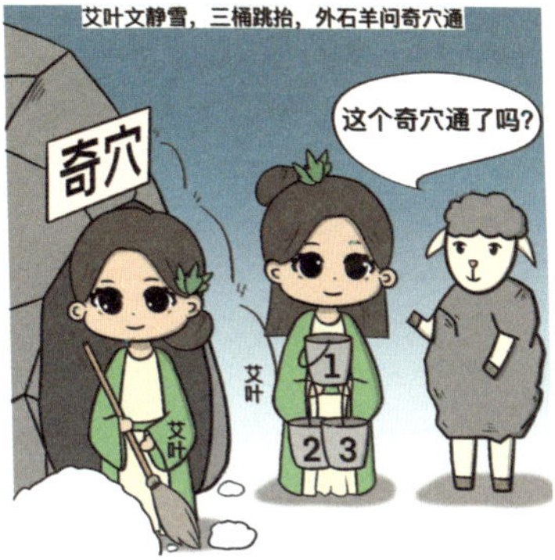

Anki 学长小贴士：艾叶文静地扫雪，装了三桶之后跳着抬到外面，碰到石头羊问，“奇穴通了吗？”

药物	功效
炮姜	温经止血 温中止痛

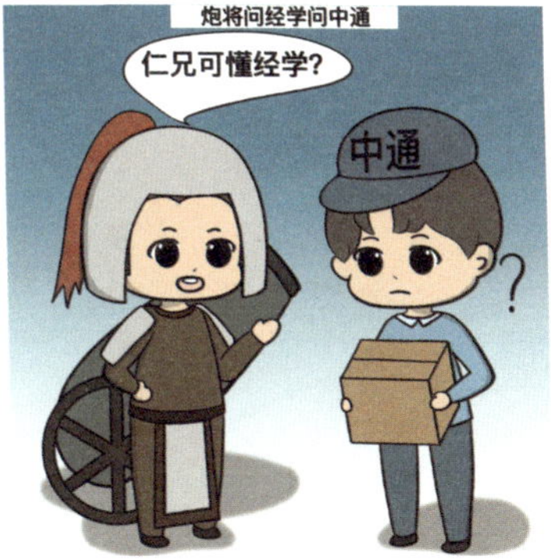

Anki 学长小贴士：一位炮兵将军，去问中通快递员是否懂经学

药物	功效	
灶心土 （温经止血之要药）	温中止血 止呕 止泻	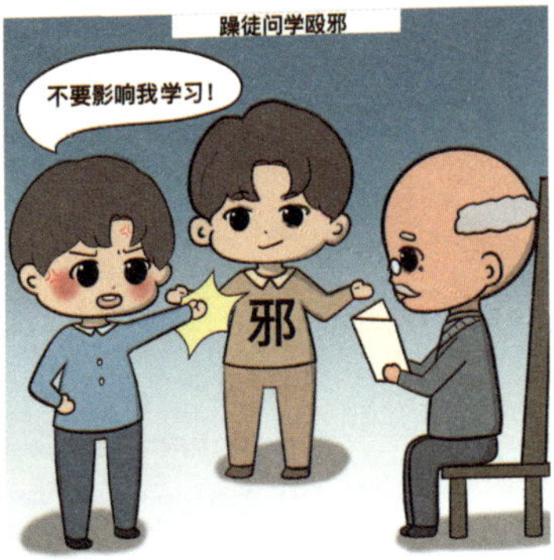

Anki 学长小贴士：暴躁的徒弟问学的时候殴打了邪恶的人

第 12 章 活血化瘀药

第九十五组 延胡索 川芎 姜黄

药物	功效
延胡索 （活血行气止痛要药）	活血 行气 止痛

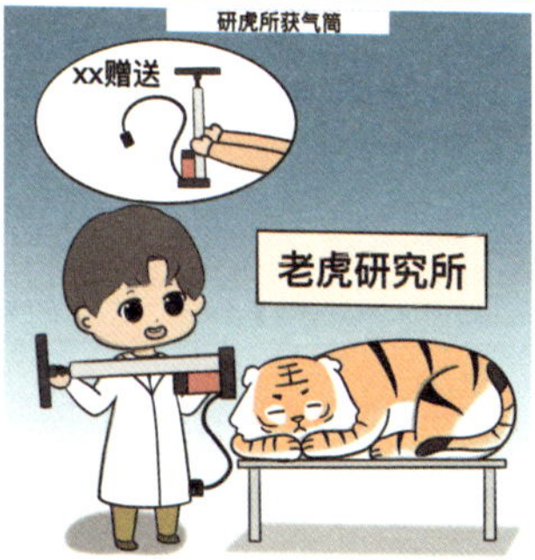

Anki 学长小贴士：研究老虎的研究所，获得了打气筒

药物	功效
川芎 （血中气药，治气滞血瘀诸痛证之要药，妇科活血调经要药，治头痛之要药）	活血行气 祛风止痛

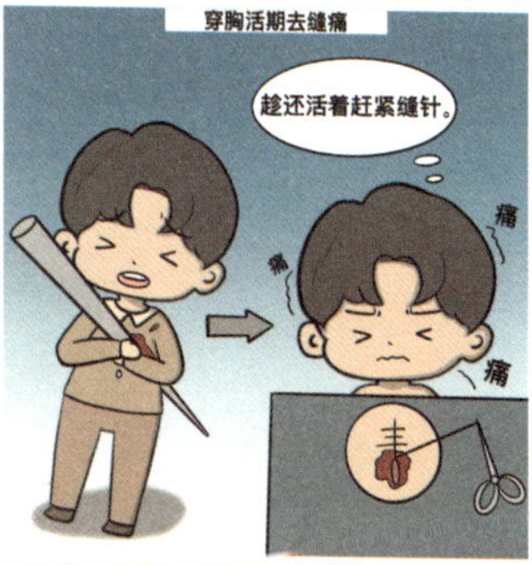

Anki 学长小贴士：被穿胸的患者趁还活着的时期去治疗，忍痛缝线

药物	功效	
姜黄	活血行气 通经止痛	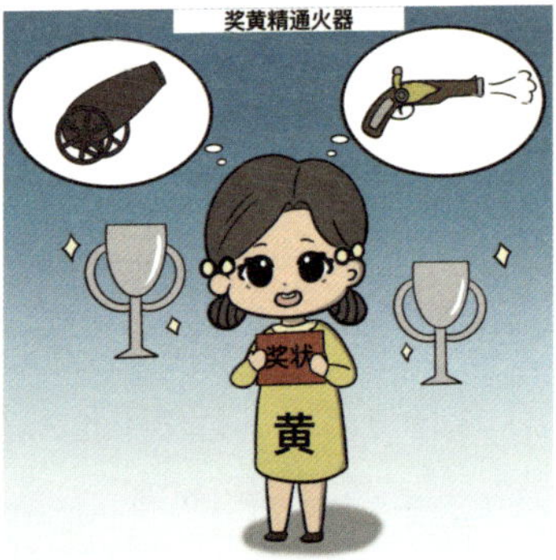
Anki 学长小贴士：奖励黄小姐，因为她精通火器，帮了大忙		

第九十六组　郁金

药物	功效	
郁金	活血止痛 行气解郁 清心凉血 利胆退黄	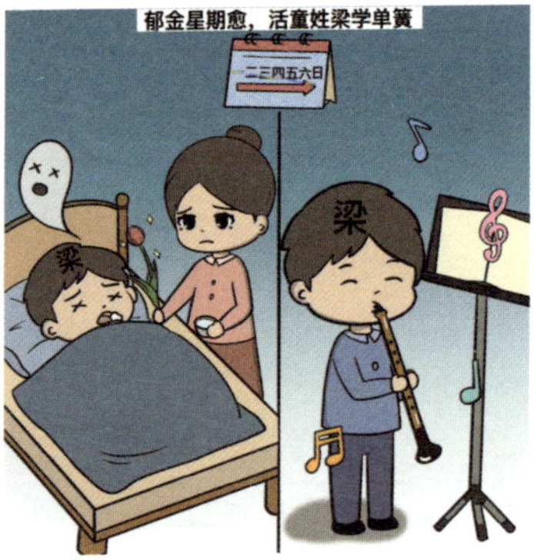
Anki 学长小贴士：用郁金一个星期即可治愈，姓梁的儿童恢复活力后，继续学习单簧管		

药 药 通

药物	功效
月季花	活血调经，疏肝解郁，消肿止痛 （活血化瘀药）
郁金	活血止痛，行气解郁，清心凉血，利胆退黄
玫瑰花	行气解郁，和血，止痛 （理气药）

第九十七组 乳香 没药

药物	功效
乳香	活血定**痛** 消**肿生肌** 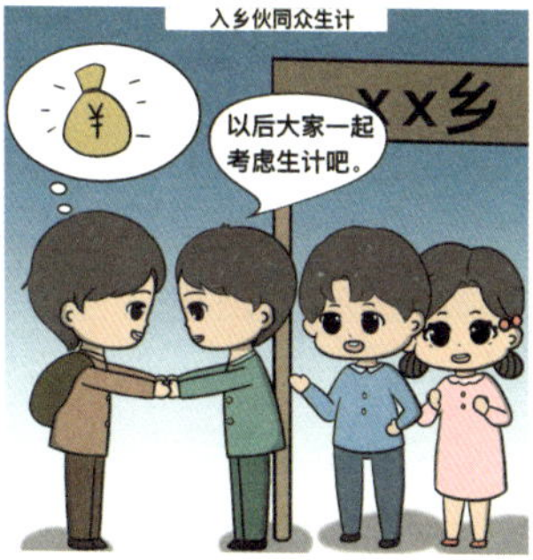
Anki 学长小贴士：入了乡就要伙同大众百姓，一起为了生计劳动	

药物	功效
没药 （外伤科要药）	活血定**痛** **消肿生肌** **散瘀** 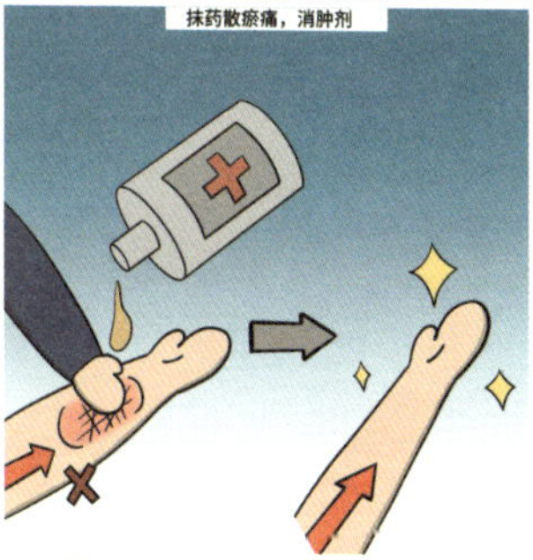
Anki 学长小贴士：抹药散瘀痛，因为这个药是消肿剂	

第九十八组　降香　银杏叶

药物	功效
降香	化瘀止血 理气止痛 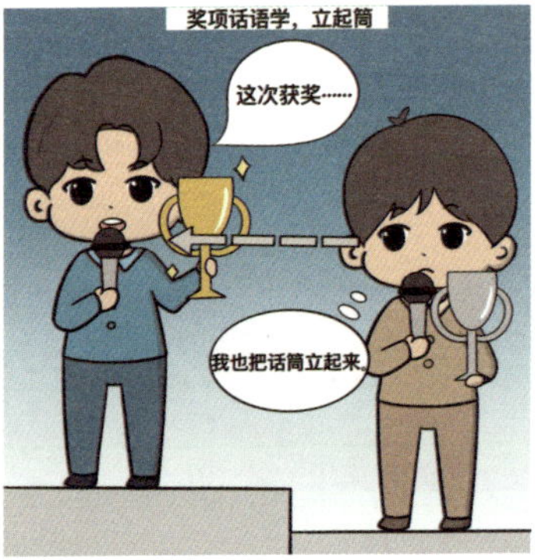

Anki 学长小贴士：获得奖项，在发表获奖话语时学别人立起话筒

药物	功效
银杏叶	活血化瘀 通络止痛 敛肺平喘 化浊降脂 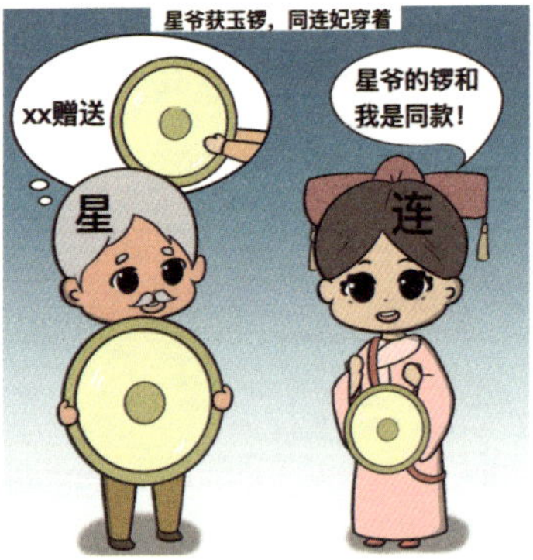

Anki 学长小贴士：星爷获得一块玉做的锣，同时，连妃身上恰好也带着这款锣

第九十九组　五灵脂

药物	功效
五灵脂（治疗瘀滞疼痛之要药）	活血止痛 化瘀止血 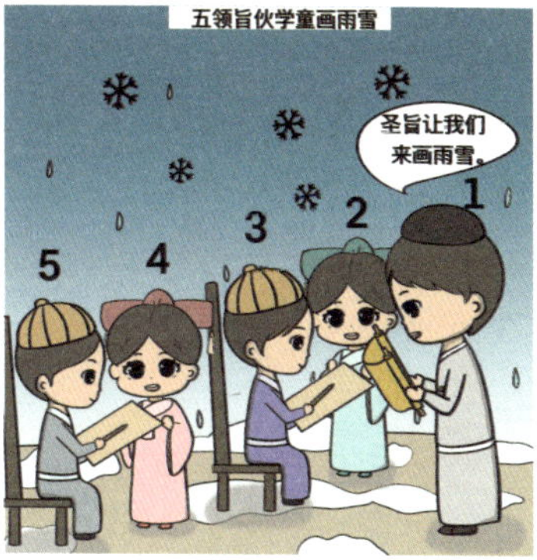

Anki 学长小贴士：五个学童领到圣旨，让学童们画这场雨雪

药　药　通

药物	功效
五灵脂	活血止痛，化瘀止血
血竭	活血定痛，化瘀止血，生肌敛疮（活血化瘀药）
三七	散瘀止血，消肿定痛，补虚强壮（止血药）
蒲黄	止血，化瘀，利尿通淋（止血药）

第一百组　丹参　牛膝　王不留行

药物	功效	
丹参 （治血行不畅、瘀血阻滞之经产病要药，治血瘀证之要药）	活血祛瘀 通经止痛 清心除烦 凉血消痈	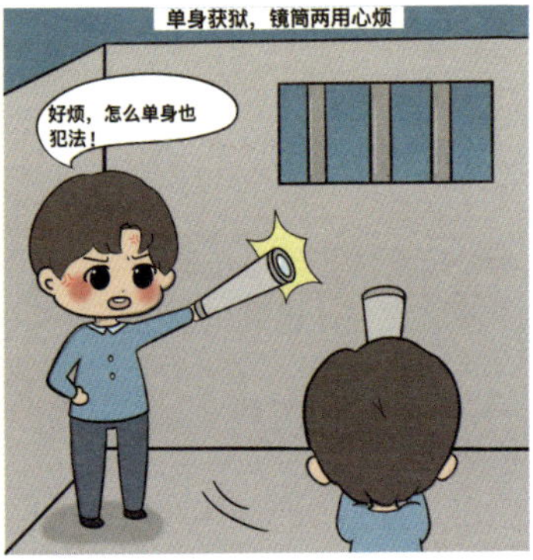

Anki 学长小贴士：因单身被抓获入狱，两次用镜筒看远方想越狱，结果没戏，很心烦

药物	功效	
牛膝	逐瘀通经 补肝肾 强筋骨 利尿通淋 引血下行	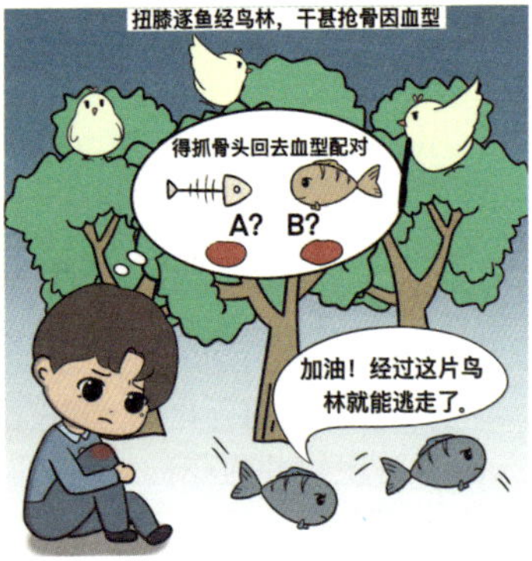

Anki 学长小贴士：小男孩扭到了膝盖，在追逐鱼的过程中经过了鸟林。干什么要抢鱼骨头呢？因为要拿去进行血型配对

药物	功效	
王不留行	活血通经 下乳消肿 利尿通淋	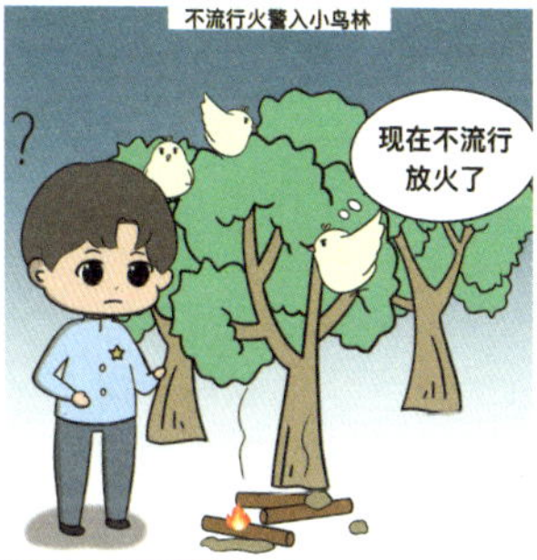

Anki 学长小贴士：现在已经不流行让消防员（火警）进入小鸟的林子里灭火了

药 药 通

药物	功效
丹参	活血祛瘀，通经止痛，清心除烦，凉血消痈
牛膝	逐瘀通经，利尿通淋，补肝肾，强筋骨，引血下行
王不留行	活血通经，利尿通淋，下乳消肿
琥珀	活血散瘀，利尿通淋，镇惊安神（安神药）

第一百零一组　益母草　泽兰

药物	功效	
益母草（妇科经产病要药）	活血调经 利尿消肿 清热解毒	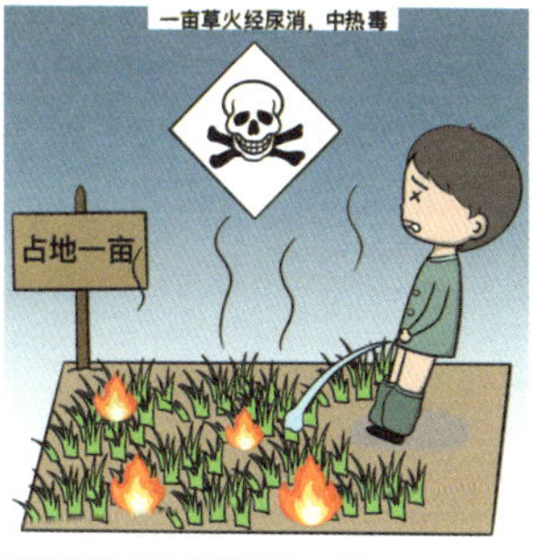

Anki 学长小贴士：一亩草着火了，经过尿消除，中和热毒

药物	功效
泽兰	**活血调经** **祛瘀消痈** **利水消肿** 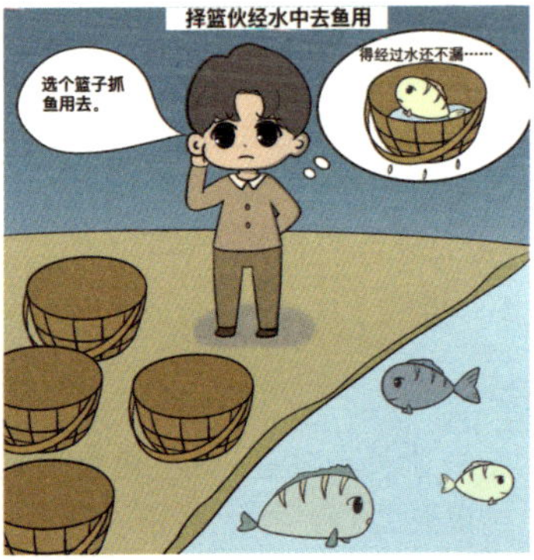

Anki 学长小贴士：选择一个篮子，伙伴经过水源地，用来捕鱼

第一百零二组　红花　桃仁

药物	功效
红花 （治跌打损伤、瘀滞肿痛之要药）	**活血通经** **散瘀止痛** 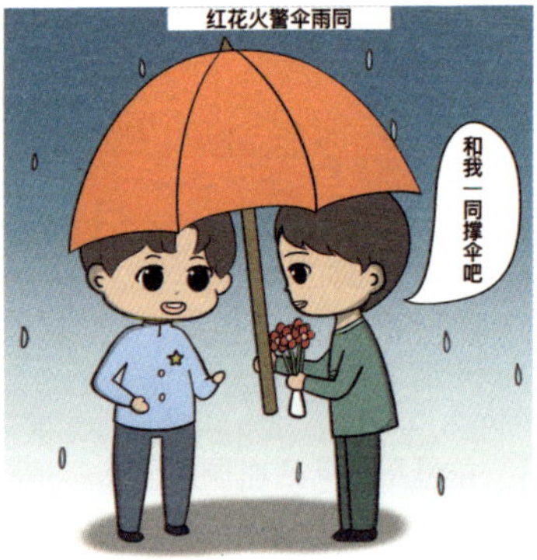

Anki 学长小贴士：赠送小红花给消防员（火警），为百姓撑伞在雨中一同前进

药物	功效
桃仁（治疗多种瘀血阻滞病要药）	活血祛瘀 润肠通便 止咳平喘

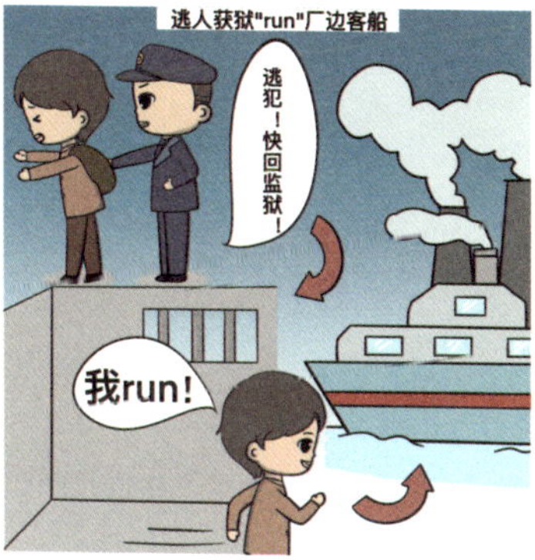

Anki 学长小贴士：一个逃走的人本来获狱，但是半路跑了，他跑（run）到一个工厂旁边的客船

第一百零三组　鸡血藤　月季花

药物	功效
鸡血藤（妇科调经要药）	活血补血 调经止痛 舒筋活络

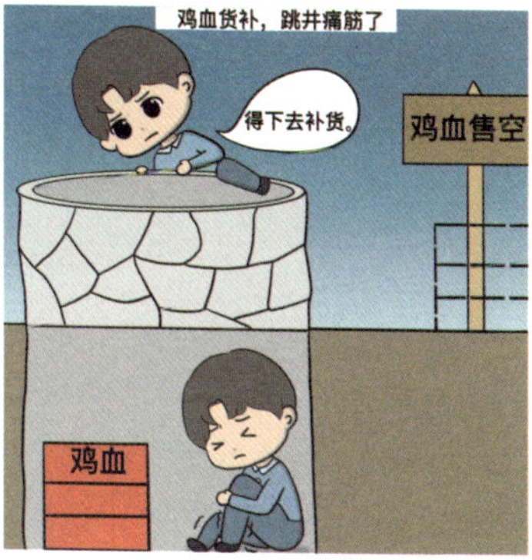

Anki 学长小贴士：鸡血卖光需要把货物补充上，跳井取货摔痛筋了

药物	功效
月季花	活血调经 疏肝解郁 消肿止痛

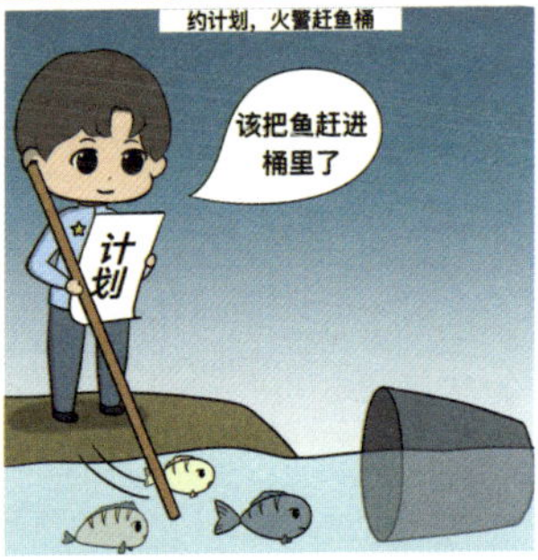

Anki 学长小贴士：按照约定好的计划，消防员（火警）来赶鱼入桶里

药 药 通

药物	功效
鸡血藤	活血补血，调经止痛，舒筋活络
当归	补血活血，调经止痛，润肠通便（补虚药）
月季花	活血调经，疏肝解郁，消肿止痛

第一百零四组　马钱子　苏木

药物	功效
马钱子（伤科疗伤止痛要药）	通络止痛 散结消肿

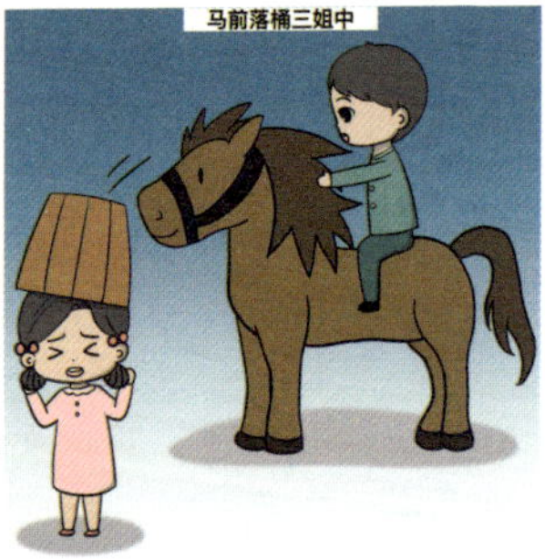

Anki 学长小贴士：马前面突然落下一个桶，三姐正好被这个桶扣中了

药物	功效
苏木	活血祛瘀 消肿止痛

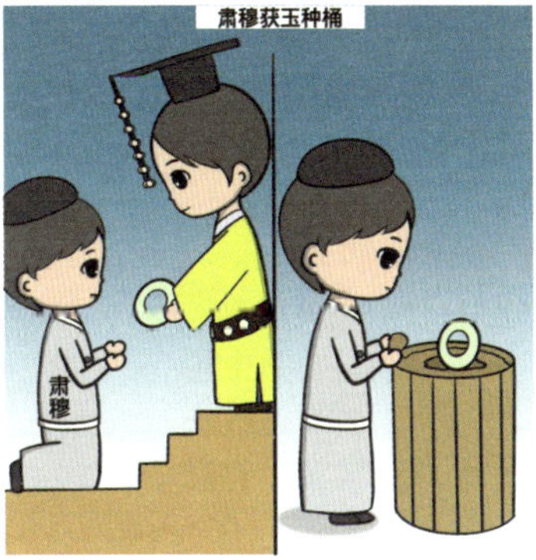

Anki 学长小贴士：肃穆获得玉佩并种在桶里

第一百零五组　刘寄奴

药物	功效
刘寄奴 （金疮要药）	散瘀止痛 疗伤止血 破血通经 消食化积

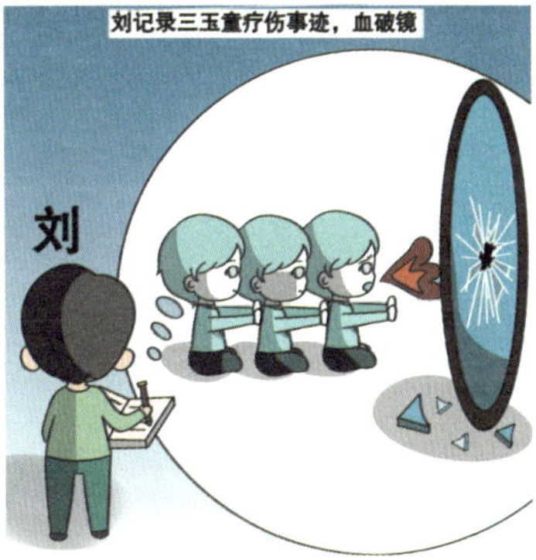

Anki 学长小贴士：姓刘的人记录了三个玉童疗伤的事迹，主要是血穿破了镜子

第一百零六组　儿茶　血竭　骨碎补

药物	功效
儿茶	活血止痛 止血生肌 收湿敛疮 清肺化痰

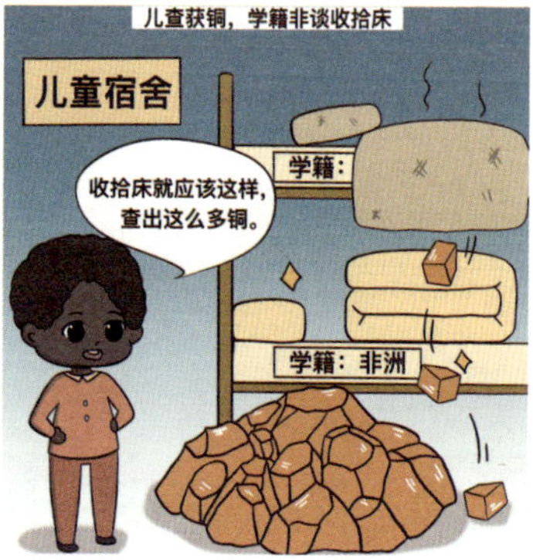

Anki 学长小贴士：儿童宿舍查寝时，查获了一批铜，学籍是非洲的人谈论应该如何收拾床

药物	功效
血竭 （伤科及其他瘀滞痛证要药）	活血定痛 化瘀止血 生肌敛疮

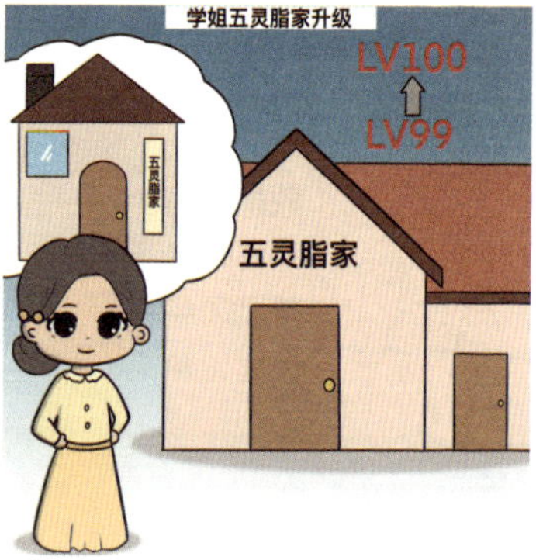

Anki 学长小贴士：学姐对五灵脂家进行了升级

药物	功效	
骨碎补 （伤科要药）	活血疗伤止痛 补肾强骨 外用消风祛斑	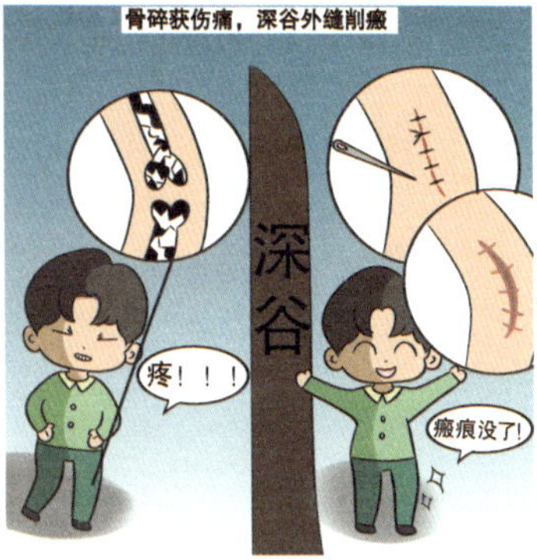

Anki 学长小贴士：骨头碎了获得伤痛，在很深的谷底，在外面缝针后把瘢痕削掉

第一百零七组　土鳖虫　自然铜

药物	功效	
土鳖虫	破血逐瘀 续筋接骨	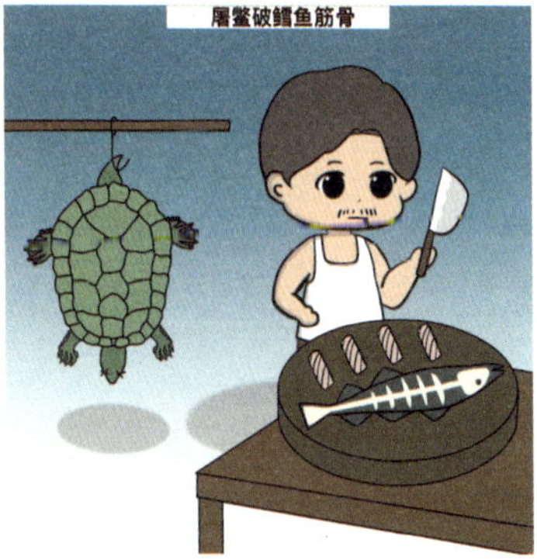

Anki 学长小贴士：一个屠夫屠鳖时，还破开了鳕鱼的筋骨

药物	功效
自然铜（伤科要药）	散瘀止痛 续筋接骨 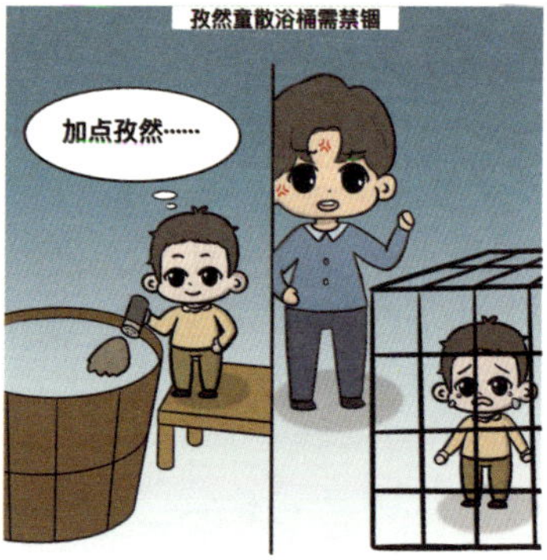

Anki 学长小贴士：孜然被儿童撒到浴桶里了，需要把他禁锢起来

第一百零八组　莪术　三棱

药物	功效
莪术	破血行气 消积止痛 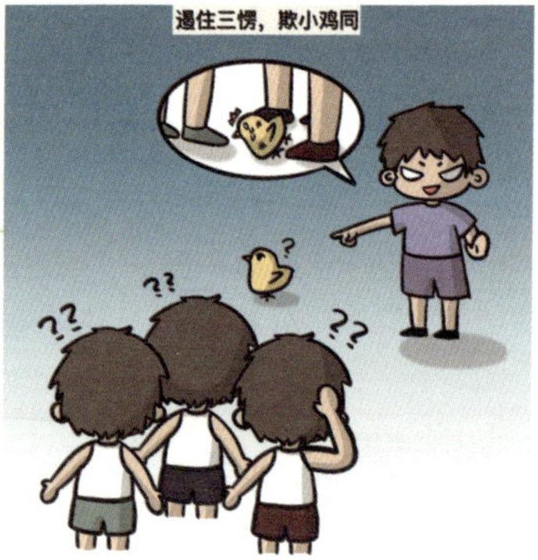
三棱	破血行气 消积止痛

Anki 学长小贴士：遏住这三个傻愣子，叫他们一同欺负小鸡

第一百零九组　水蛭　斑蝥　虻虫　穿山甲

药物	功效
水蛭	**破**血通**经** **逐瘀**消**癥**

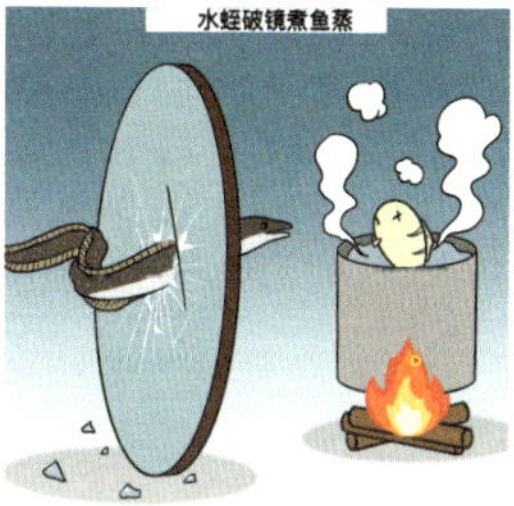

Anki 学长小贴士：水蛭钻破镜子，看到镜子后正在煮鱼，蒸汽弥漫

药物	功效
斑蝥	**破**血逐瘀 **散**结消**癥** 攻**毒**蚀**疮** **外敷**发**疱**

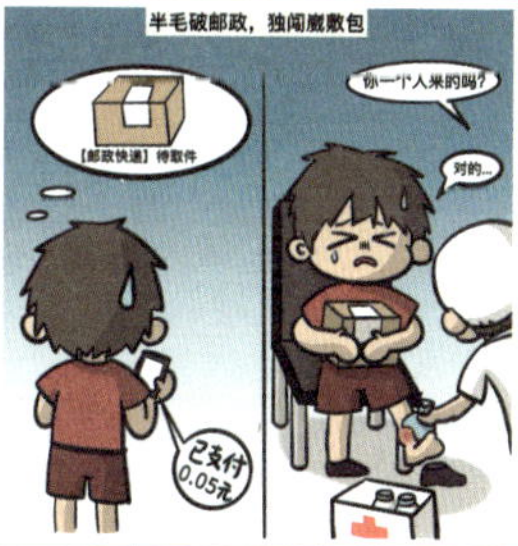

Anki 学长小贴士：半毛钱的邮政包裹破了，要我独自闯去拿物品。结果崴了脚，要敷脚上长出来的包

药物	功效
虻虫	**破**血逐**瘀** 消**癥散**积

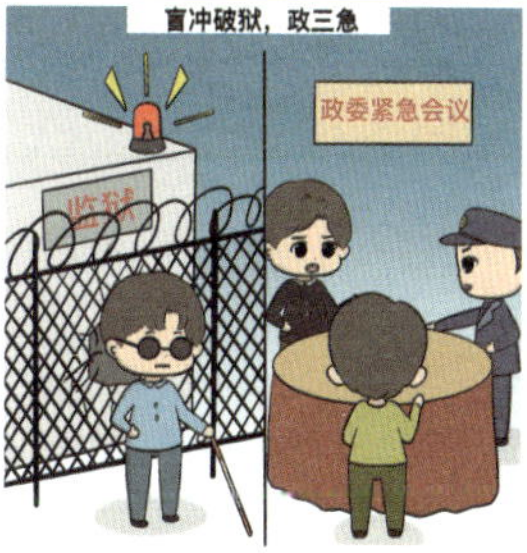

Anki 学长小贴士：一个盲人冲破了监狱，政委三人很着急

药物	功效
穿山甲 （产后乳汁不下之要药，疮疡肿痛之要药）	活血消癥 通经下乳 消肿排脓 搜风通络 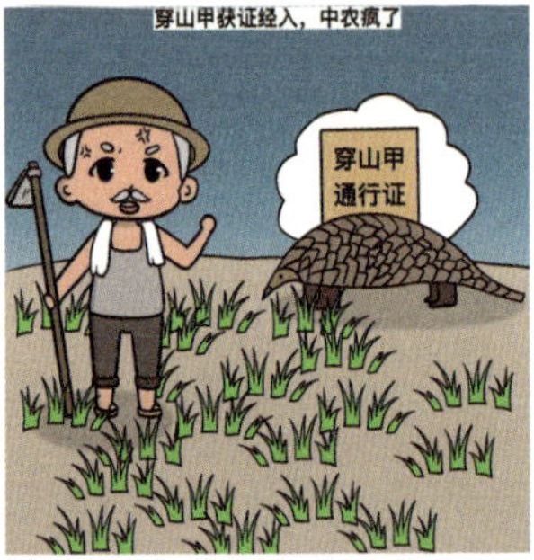

Anki 学长小贴士：穿山甲获得通行证经常进入庄稼地，中原的农民都被逼疯了

第一百一十组　川牛膝

药物	功效
川牛膝	逐瘀通经 通利关节 利尿通淋 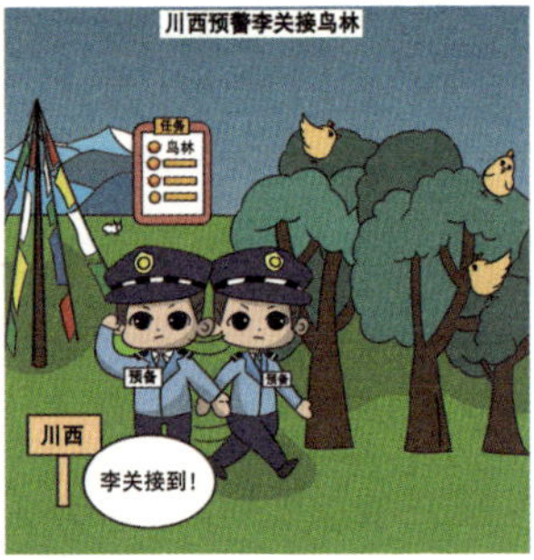

Anki 学长小贴士：川西的预备警察李关接手巡查鸟林的工作

第13章　化痰止咳平喘药

第一百一十一组　半夏　天南星　胆南星　白附子　芥子　皂荚

药物	功效	
半夏 （燥湿化痰、温化寒痰之要药）	燥湿化痰 降逆止呕 消痞散结	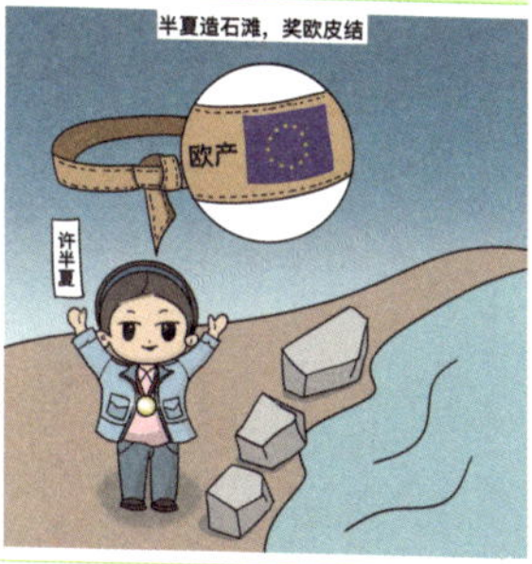
Anki学长小贴士：许半夏造了个石滩，奖励来自欧洲的皮结		

药物	功效	
天南星	燥湿化痰 祛风止痉 散结消肿	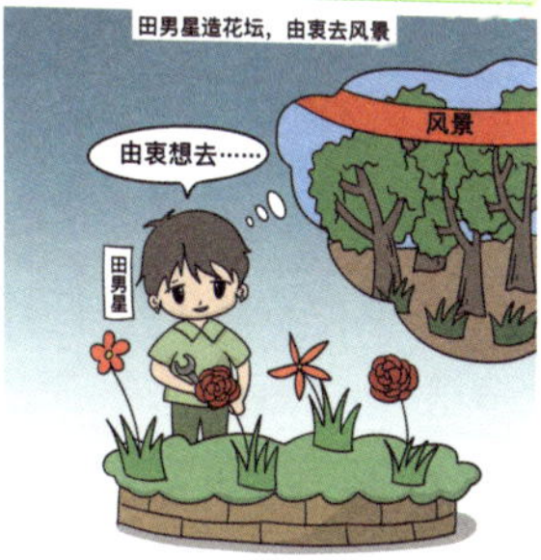
Anki学长小贴士：一位姓田的男明星一边造花坛，一边由衷地想去看风景		

药物	功效
胆南星	清热化痰 息风定惊 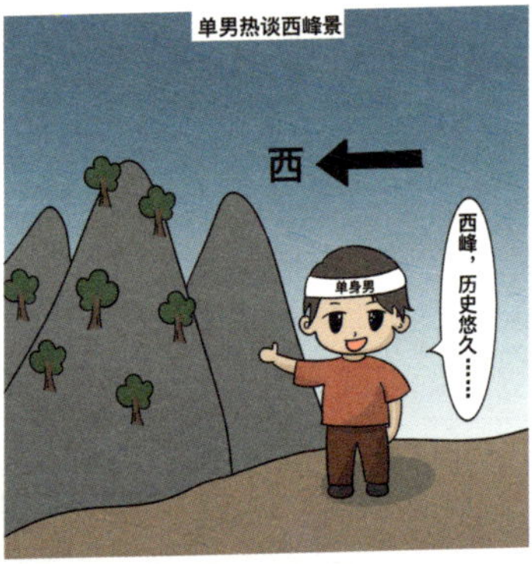
Anki 学长小贴士：一位单身男性热情地谈论西峰上的景色	

药物	功效
白附子	燥湿化痰 祛风定惊 止痛 解毒散结 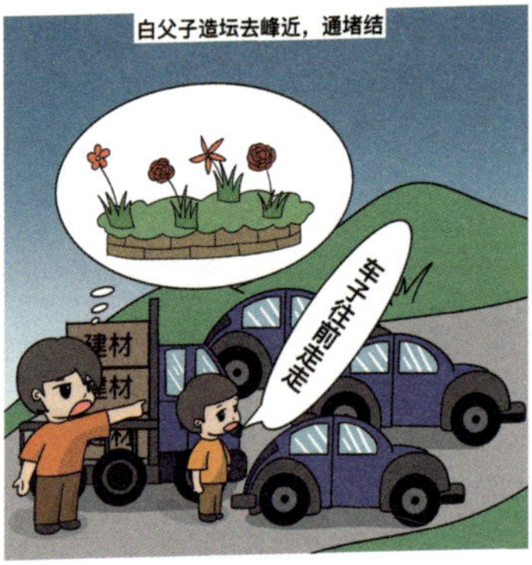
Anki 学长小贴士：姓白的父子去最近的山峰造花坛，路上疏通堵结	

药物	功效	
芥子	温肺豁痰利气 散结通络止痛	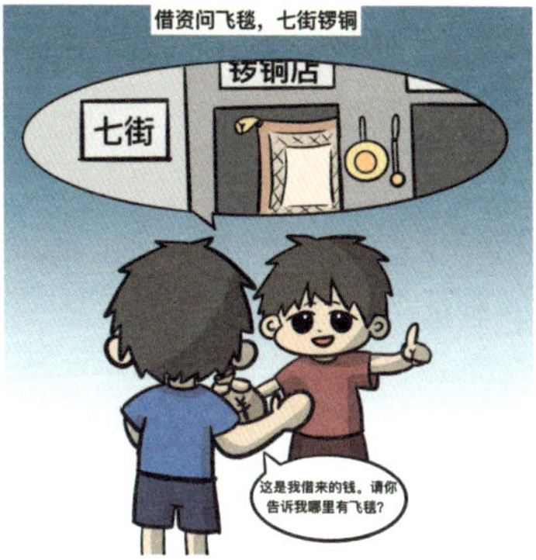

Anki 学长小贴士：借了些资金问飞毯在哪里，说在七街的锣铜店那

药物	功效	
皂荚	祛痰开窍 散结消肿 通便	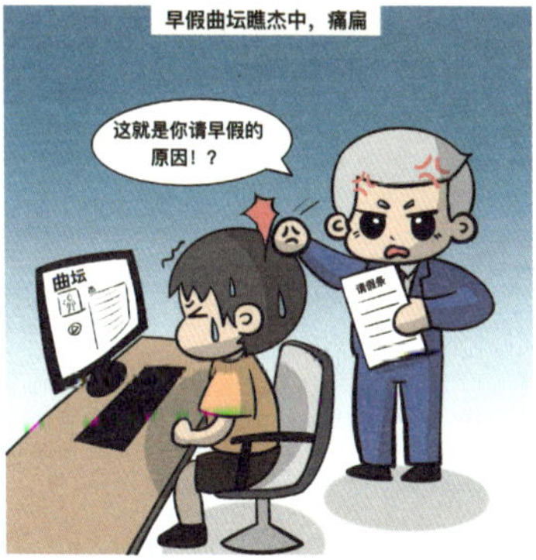

Anki 学长小贴士：请了早假，正在曲坛瞧杰的新歌，被（老板）痛扁了一顿

第一百一十二组　旋覆花　白前

药物	功效
旋覆花	**降气消痰** **行水止呕** （配香附可活血通络） 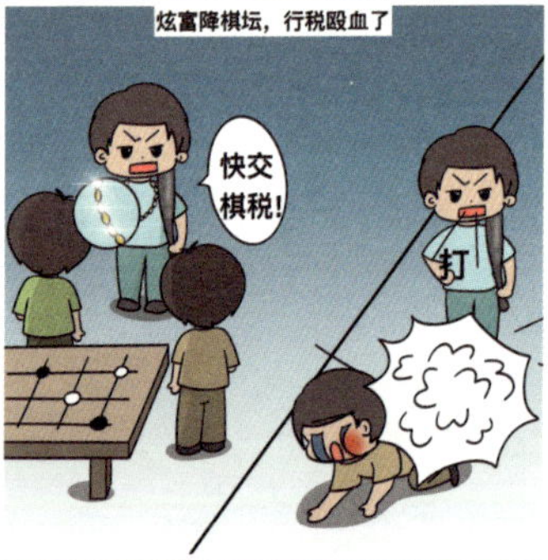
Anki 学长小贴士：一个人降临棋坛炫富，要行税的时候被殴打出血	

药物	功效
白前 （肺家要药）	**降气** **祛痰** **止咳** 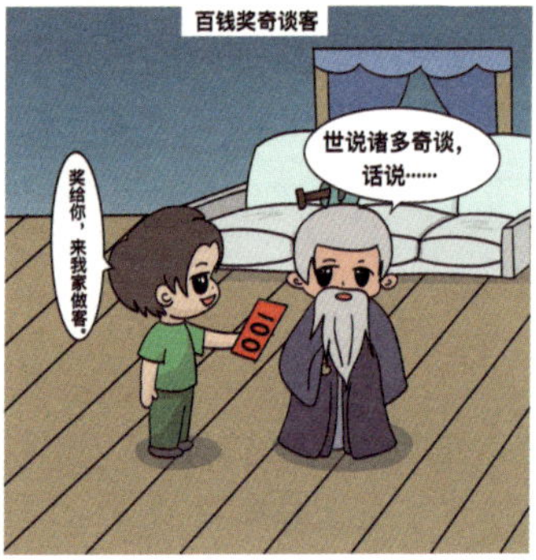
Anki 学长小贴士：用一百块钱邀请讲奇谈的客人	

药　药　通

药物	功效
旋覆花	降气，消痰，行水，止呕
白前	降气，祛痰，止咳
前胡	降气化痰，散风清热 （化痰止咳平喘药）

第一百一十三组　川贝母　浙贝母

药物	功效
川贝母	清热润肺 化痰止咳 散结消痈

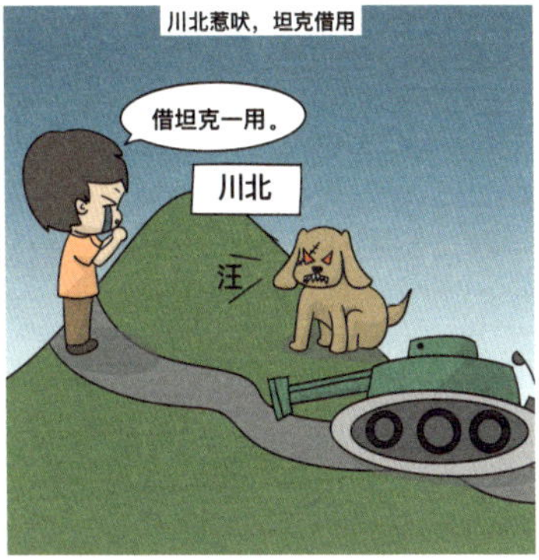

Anki 学长小贴士：在川北这个地方惹来犬吠，借用坦克来保护自己

药物	功效
浙贝母	清热化痰止咳 解毒散结消痈

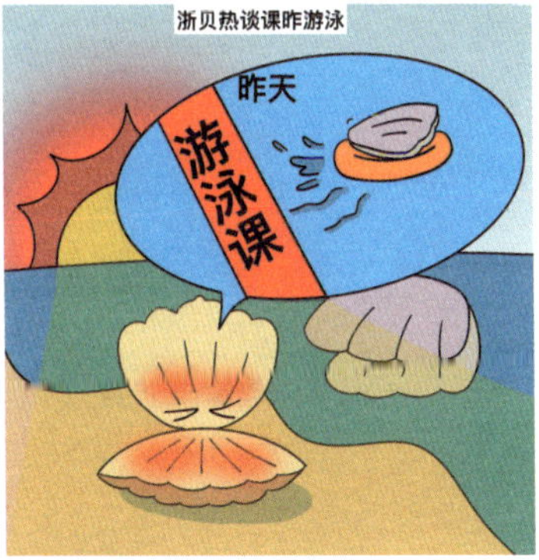

Anki 学长小贴士：浙江贝壳热情谈论课程，昨天是教了游泳

第一百一十四组　瓜蒌　竹茹

药物	功效	
瓜蒌	清热涤痰 宽胸散结 润燥滑肠	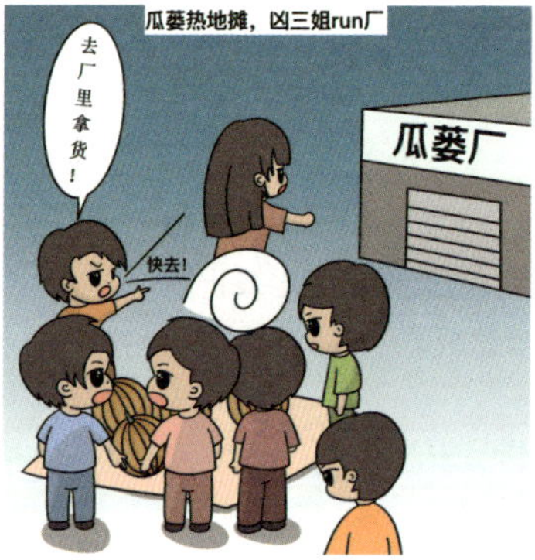

Anki 学长小贴士：卖瓜蒌的地摊很热闹，凶一声三姐，快跑（run）去厂里取货

药物	功效	
竹茹 （治胃热呕逆之要药）	清热化痰 除烦 止呕 清热凉血止血	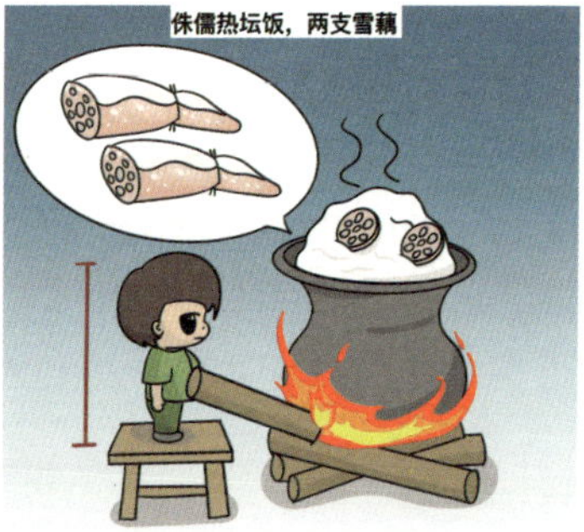

Anki 学长小贴士：侏儒热一坛饭，再配两支雪山藕

第一百一十五组　竹沥　天竺黄

药物	功效	
竹沥	清热豁痰 定惊利窍	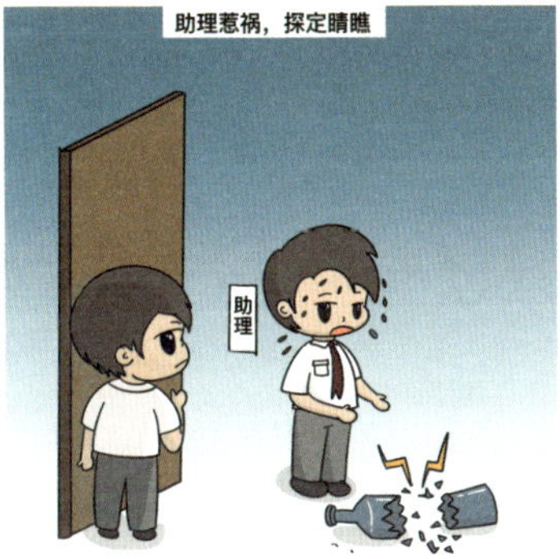

Anki 学长小贴士：助理惹祸了，探子定睛瞧他

药物	功效	
天竺黄	清热豁痰 清心定惊	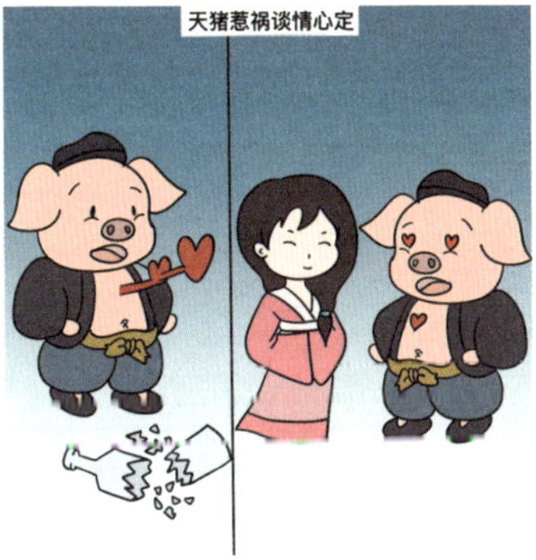

Anki 学长小贴士：天蓬元帅惹祸成为天猪，只有谈情说爱才能让心情安定一下

第一百一十六组　前胡

药物	功效
前胡	降气化痰 散风清热

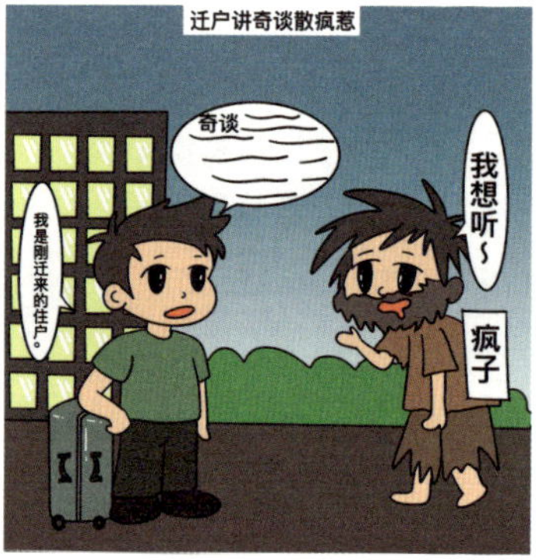

Anki 学长小贴士：刚迁来的住户讲了一个奇谈，散播出去后把疯子给惹来了

药　药　通

药物	功效
前胡	降气化痰，散风清热
白前	降气，祛痰，止咳 （化痰止咳平喘药）

第一百一十七组　桔梗　胖大海

药物	功效
桔梗 （肺经气分病之要药）	**宣肺** 祛痰 **利咽** **排脓** 开宣肺气而通**利二便**

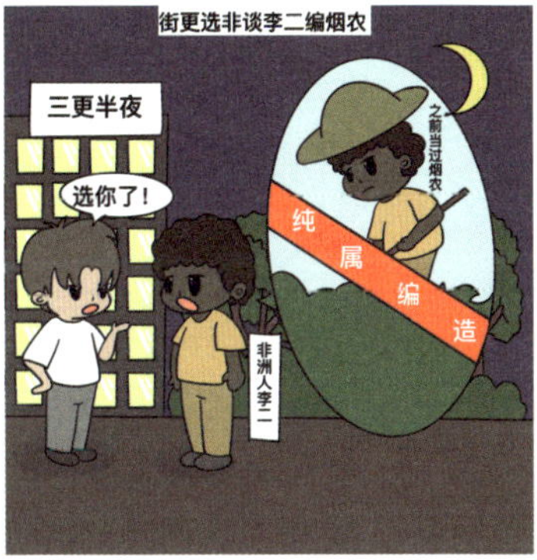

Anki 学长小贴士：在街上半夜三更选一个非洲人谈话，李二被选中，他编了自己当烟农的往事

药物	功效
胖大海	清热润**肺** **利咽开音** 润肠通便

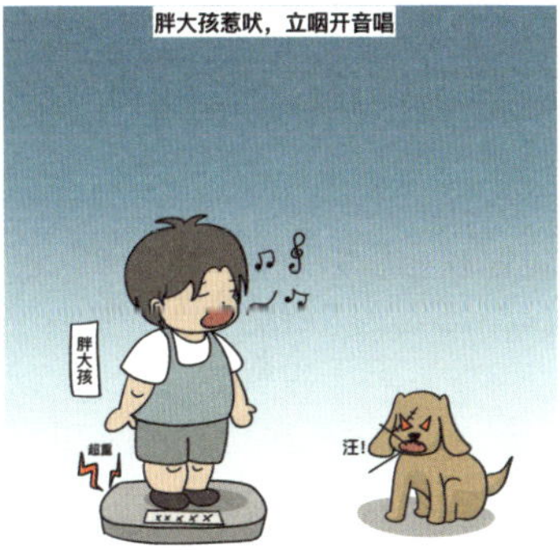

Anki 学长小贴士：一个胖胖的大孩子惹得犬狂吠，他立即用咽喉开音唱歌回击恶犬

第一百一十八组　海藻　昆布　黄药子

药物	功效
海藻	消痰软坚散结 利水消肿
昆布	消痰软坚散结 利水消肿

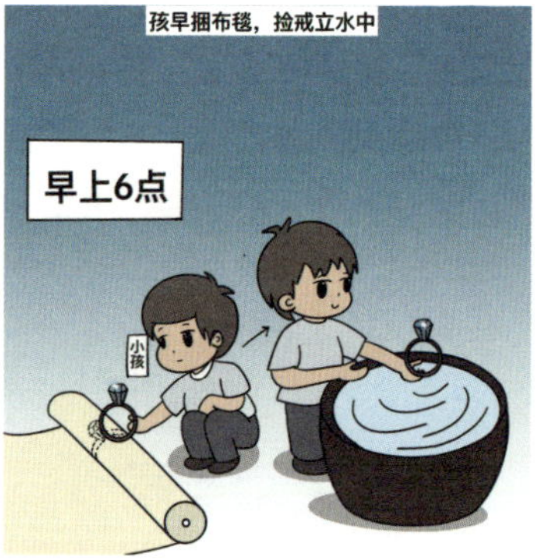

Anki 学长小贴士：孩子早起捆了布毯，捡到戒指，（为防止丢失）将其立于水中

药物	功效
黄药子 （治痰火互结所致瘿瘤之要药）	化痰散结消瘿 清热凉血解毒 止血

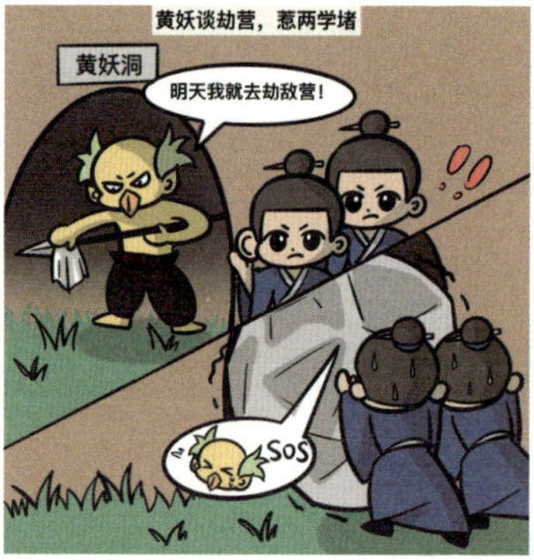

Anki 学长小贴士：黄色的妖怪谈论劫敌营的计划，惹得两个学徒把他堵在洞口

第一百一十九组　海蛤壳　海浮石

药物	功效
海蛤壳	清热化痰 软坚散结 制酸止痛 利尿 外用收湿敛疮 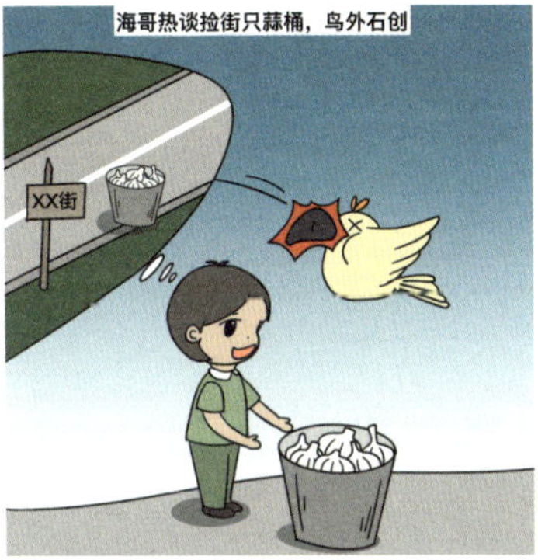

Anki 学长小贴士：海哥热情地谈自己捡到街上一只装满大蒜的桶，此时天外飞来的石头让鸟受到创伤

药物	功效
海浮石	清肺化痰 软坚散结 利尿通淋 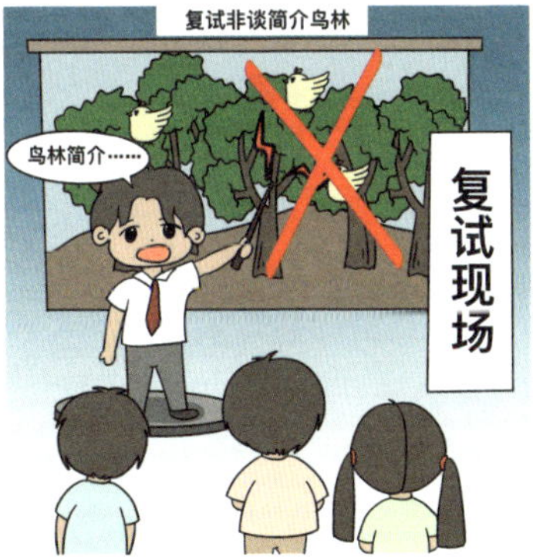

Anki 学长小贴士：参加复试并非是谈鸟林的简介

第一百二十组　礞石

药物	功效
礞石	坠痰下气 平肝镇惊

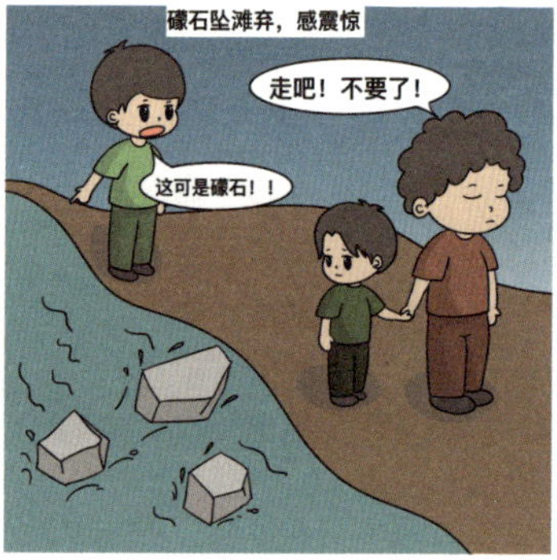

Anki 学长小贴士：一块礞石坠到入滩涂被丢弃，人们感到震惊

第一百二十一组　苦杏仁　紫苏子

药物	功效
苦杏仁 （治咳喘要药）	降气止咳平喘 润肠通便 宣发疏通肺气
紫苏子	降气化痰 止咳平喘 润肠通便

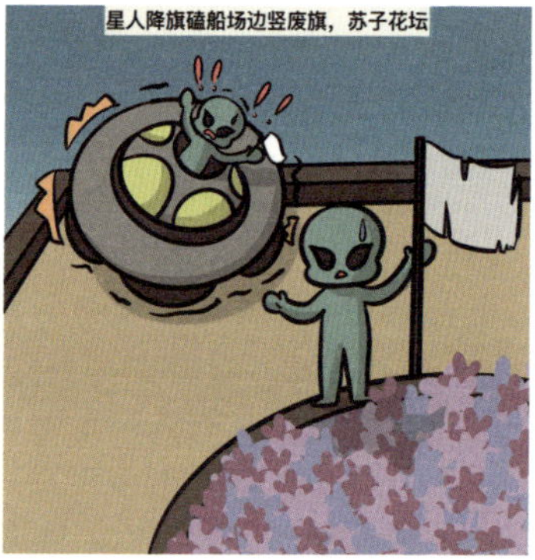

Anki 学长小贴士：外星人降旗投降，磕到了飞船，位置就在场地边缘，他们竖起废掉的旗帜，靠近苏子花坛那里

药 药 通

药物	功效
苦杏仁	降气止咳平喘，润肠通便，宣发疏通肺气
紫苏子	降气化痰，止咳平喘，润肠通便
紫苏叶	解表散寒，行气和胃，理气安胎，解鱼蟹毒（解表药）

第一百二十二组　百部　紫菀　款冬花

药物	功效
百部	润肺下气止咳 杀虫灭虱

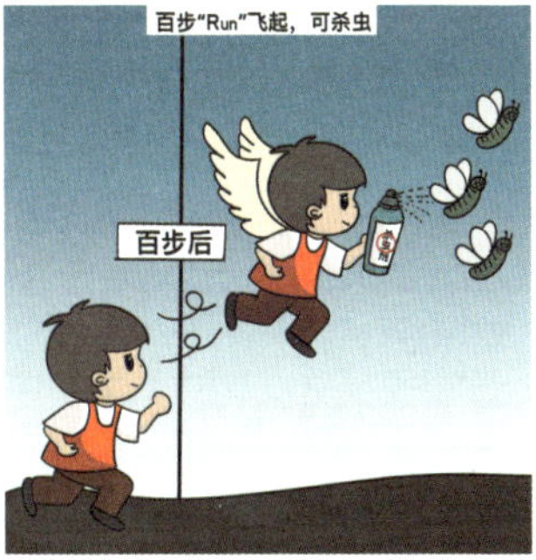

Anki 学长小贴士：跑（run）一百步，就能飞起来，这个速度可以杀死空中的虫子

药物	功效
紫菀	润肺下气 化痰止咳
款冬花	润肺下气 止咳化痰

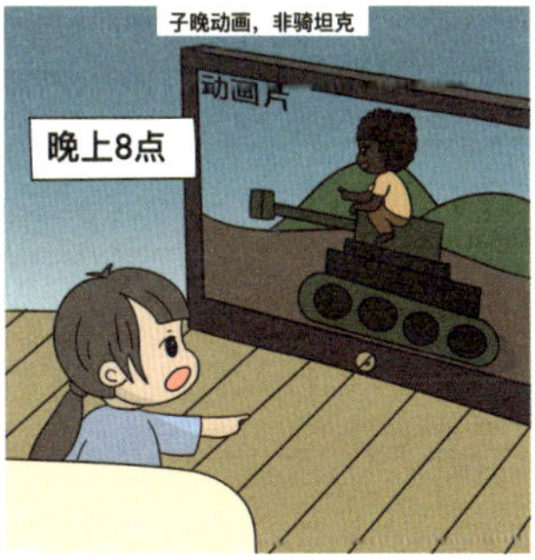

Anki 学长小贴士：孩子晚上看动画片，画面上是非洲人骑在坦克上

第一百二十三组　马兜铃　枇杷叶

药物	功效
马兜铃	清肺降气 止咳平喘 清肠消痔

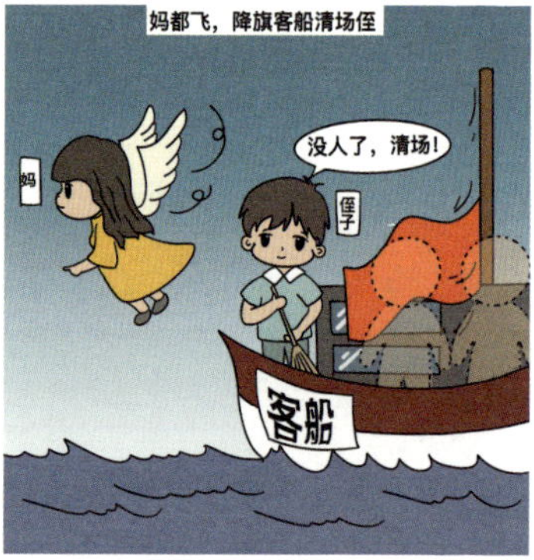

Anki 学长小贴士：妈妈都飞走了，只剩侄子在降下旗子的客船上清理场地

药物	功效
枇杷叶	清肺止咳 降逆止呕

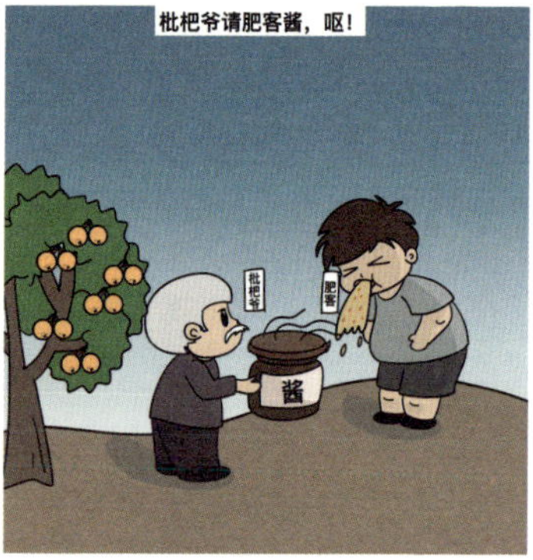

Anki 学长小贴士：枇杷爷请肥肥的客人吃饭，肥客吃到坏酱，呕吐了

第一百二十四组　桑白皮　葶苈子

药物	功效
桑白皮	泻肺平喘 利水消肿 清肝降压 止血 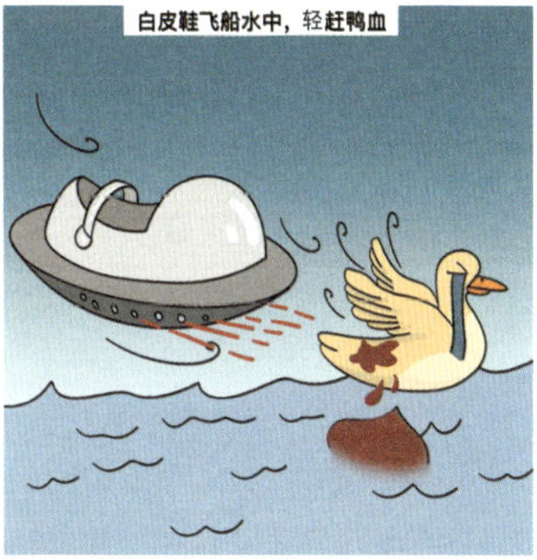

Anki 学长小贴士：白色皮鞋造型的飞船要降落于水面，年轻的鸭子赶忙游走，结果受伤流血了

药物	功效
葶苈子	泻肺平喘 行水消肿 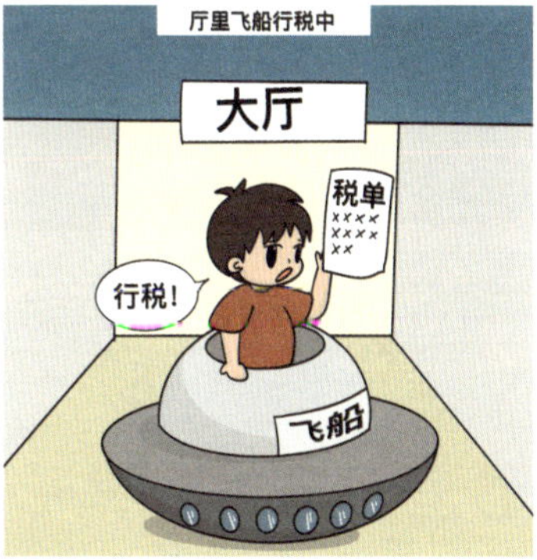

Anki 学长小贴士：在大厅的飞船上大喊“行税！”

第一百二十五组　白果　洋金花

药物	功效	
白果	敛肺定喘 收涩止带 缩尿	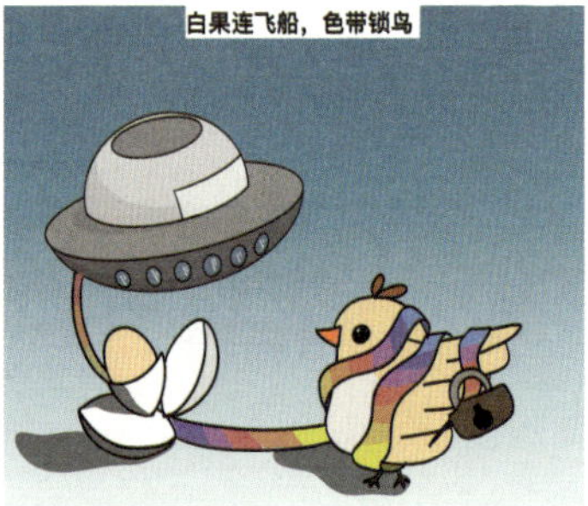

Anki 学长小贴士：白色的果实连接飞船，（控制飞船）发出一条色带锁住了鸟

药物	功效	
洋金花	平喘止咳 解痉定痛 麻醉	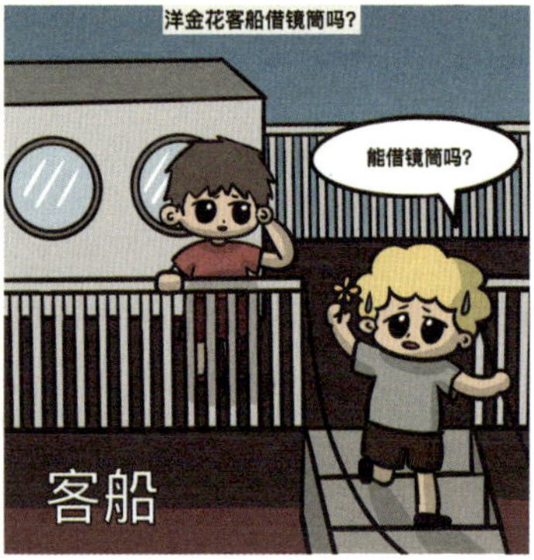

Anki 学长小贴士：一个洋人拿着金色的花在客船上问，“能借镜筒吗？”

第 14 章　安神药

第一百二十六组　琥珀

药物	功效
琥珀	**镇**惊安**神** **活**血散**瘀** 利**尿**通**淋** 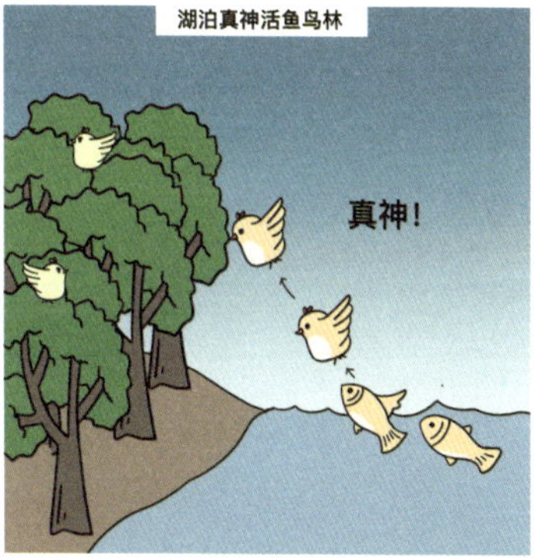

Anki 学长小贴士：这湖泊真是神了，里面的活鱼变成鸟去林子里了

药　药　通

药物	功效
琥珀	镇惊安神，活血散瘀，利尿通淋
牛膝	逐瘀通经，补肝肾，强筋骨，利尿通淋，引血下行（活血化瘀药）
王不留行	活血通经，下乳消肿，利尿通淋（活血化瘀药）

第一百二十七组　朱砂　磁石　龙骨

药物	功效
朱砂 （清心、镇惊安神之要药）	清**心镇**惊 安**神** **明**目 解**毒**

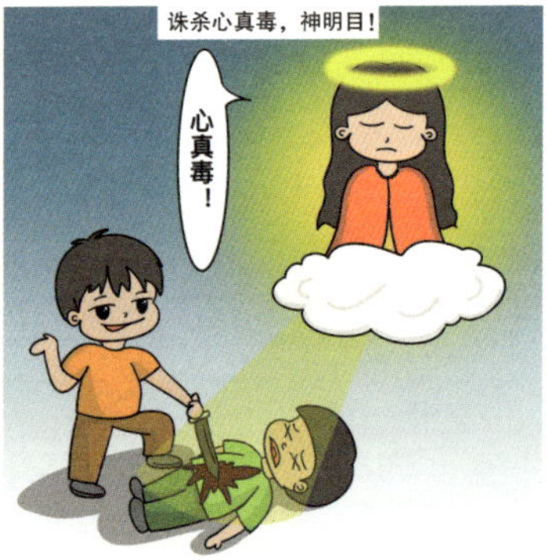

Anki 学长小贴士：诛杀他人，心可真毒，神明都在看着呢

药物	功效
磁石	镇**惊安**神 平**肝潜阳** **聪**耳明目 **纳气平**喘

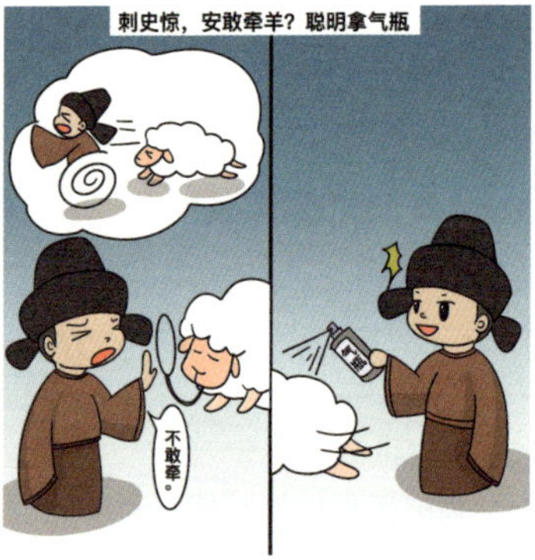

Anki 学长小贴士：一个刺史被（羊群）惊吓过，安敢牵羊？聪明的他拿着气瓶赶羊

药物	功效
龙骨	镇惊安神 平肝潜阳 收敛固涩 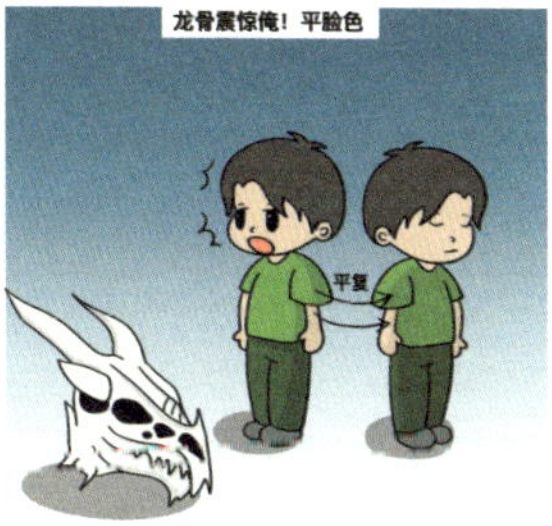
Anki 学长小贴士：龙骨的化石震惊了我，我赶紧平复了脸色	

药 药 通

药物	功效
朱砂	清心镇惊，安神，明目，解毒
磁石	镇惊安神，平肝潜阳，聪耳明目，纳气平喘
龙骨	镇惊安神，平肝潜阳，收敛固涩
牡蛎	潜阳补阴，重镇安神，软坚散结，收敛固涩，制酸止痛（平肝息风药）

第一百二十八组　酸枣仁　柏子仁

药物	功效
酸枣仁 （养心安神之要药）	养心补肝 宁心安神 敛汗 生津 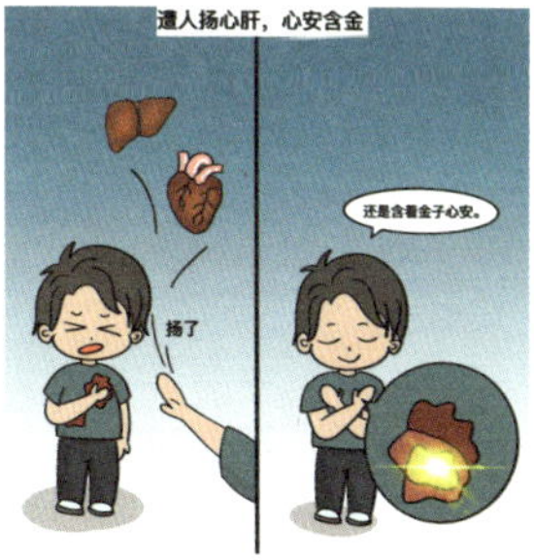
Anki 学长小贴士：以前遭遇被别人扬了心肝宝贝，现在为了心安需要含着金子	

药物	功效	
柏子仁	**养心安神** 润**肠通便** 止汗	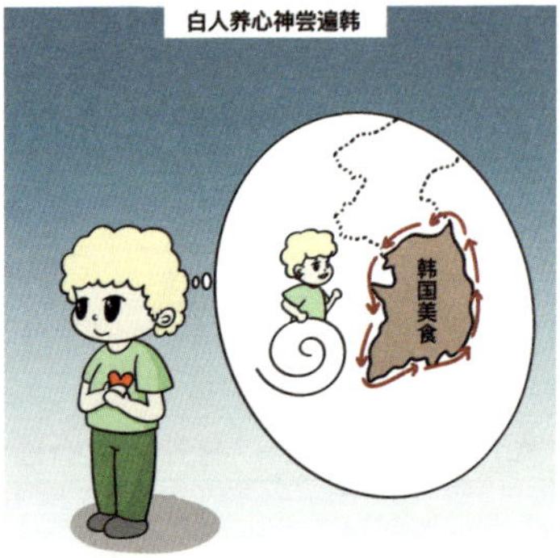

Anki 学长小贴士：一个白种人把自己的心神养好后，尝遍了韩国的美食

第一百二十九组　灵芝　合欢皮

药物	功效	
灵芝	**补气安神** **止咳平喘**	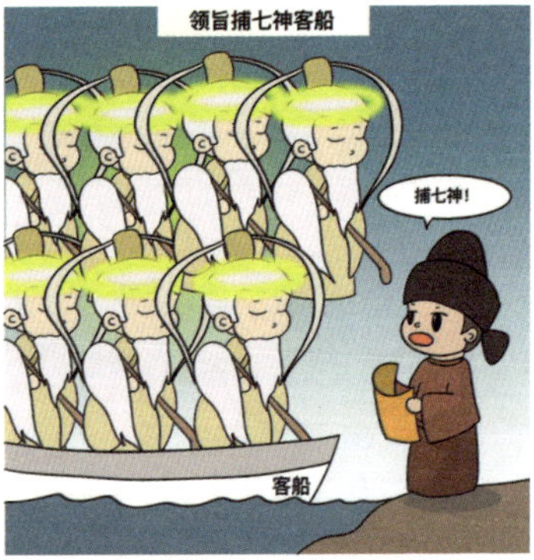

Anki 学长小贴士：领到圣旨，捕捉七个神仙在客船上

药物	功效	
合欢皮 （悦心安神之要药）	解郁安神 活血消肿	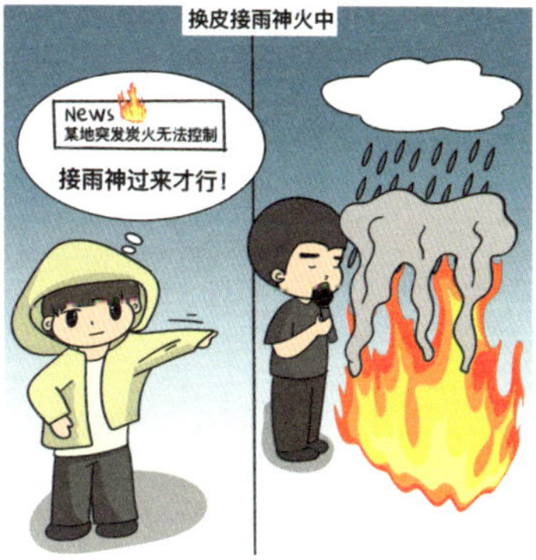
Anki 学长小贴士：换了个皮肤（游戏换皮肤）接雨神在火中（灭火）		

第一百三十组　夜交藤

药物	功效	
夜交藤	养血安神 祛风通络 止痒	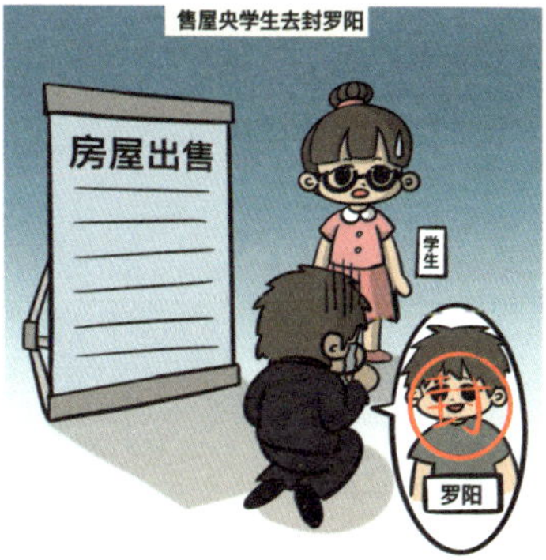
Anki 学长小贴士：为了出售房屋，央求学生把罗阳这个人封在屋子里		

药　药　通

药物	功效
夜交藤	养血安神，祛风通络，止痒
大枣	补中益气，养血安神，保护胃气，缓毒烈药性 （补虚药）
龙眼肉	补益心脾，养血安神 （补虚药）

第一百三十一组　远志

药物	功效
远志	**安**神益**智** **交通**心肾 祛痰开**窍** 消**散痈**肿 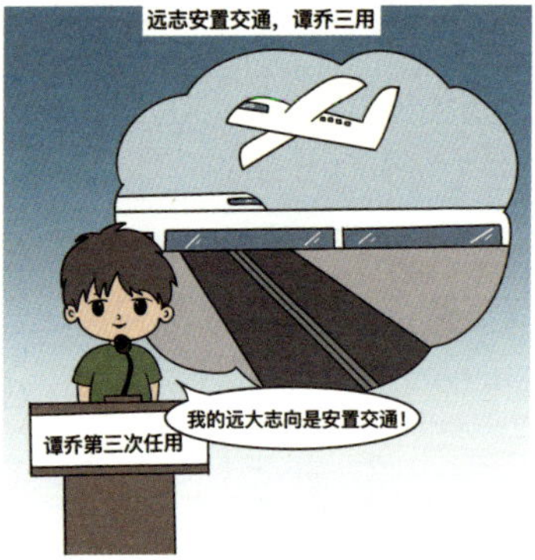
Anki 学长小贴士：因远大的志向是想安置交通，故谭乔三次被任用	

药　药　通

药物	功效
远志	安神益智，交通心肾，祛痰开窍，消散痈肿
石菖蒲	开窍豁痰，醒神益智，化湿和胃 （开窍药）

第 15 章　平肝息风药

第一百三十二组　石决明　珍珠母

药物	功效	
石决明	平肝潜阳 **清肝**明目 **煅**用收**敛**、制**酸**、止**血**	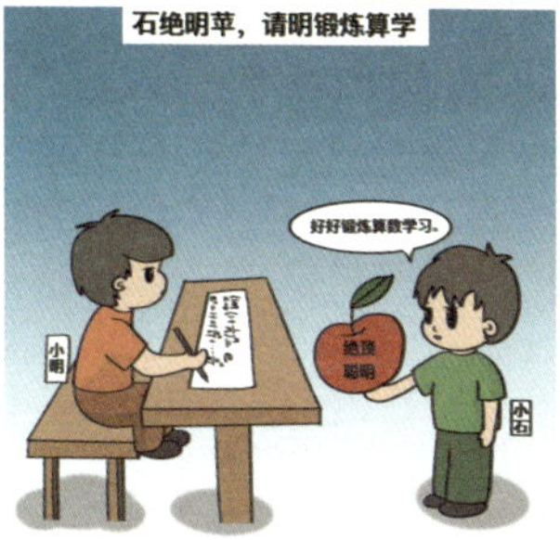

Anki 学长小贴士：小石拿绝顶聪明的苹果请小明吃，帮助他锻炼算数的学习能力

药物	功效	
珍珠母	平肝潜阳 安神**定**惊 **明**目退**翳** **燥湿**收**敛**	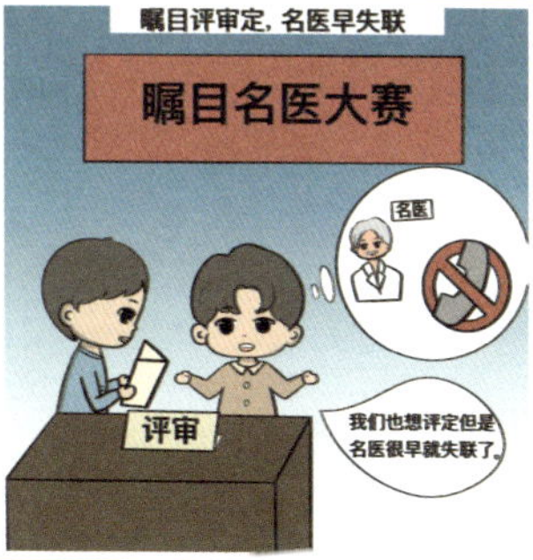

Anki 学长小贴士：在“瞩目名医大赛”中，评审想定夺名医的奖次，结果名医很早就失联了

药　药　通

药物	功效
石决明	清肝明目，平肝潜阳，煅用收敛、制酸、止血
珍珠母	明目退翳，平肝潜阳，安神定惊，燥湿收敛
珍珠	明目消翳，解毒生肌，安神定惊，润肤祛斑 （平肝息风药）
决明子	清热明目，润肠通便 （清热药）

第一百三十三组　牡蛎

药物	功效	
牡蛎	潜阳补阴 重镇安神 软坚散结 收敛固涩 制酸止痛	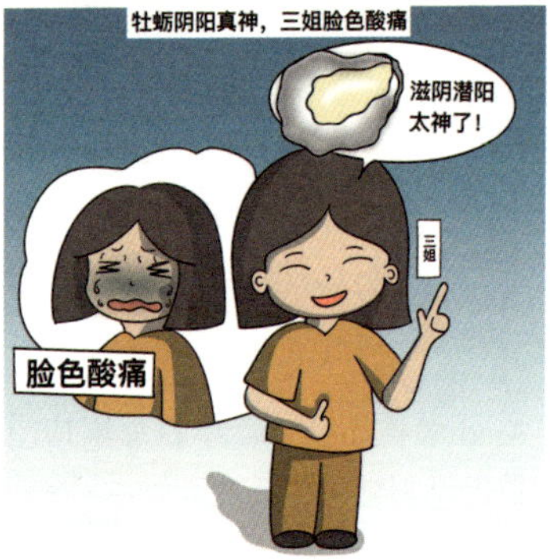

Anki 学长小贴士：牡蛎潜阳补阴的功效真神，三姐吃完，脸色都不酸痛啦

药　药　通

药物	功效
牡蛎	潜阳补阴，重镇安神，软坚散结，收敛固涩，制酸止痛
龙骨	镇惊安神，平肝潜阳，收敛固涩 （安神药）

第一百三十四组　代赭石　刺蒺藜　罗布麻叶

药物	功效
代赭石 （重镇降逆之要药）	平肝潜阳 重镇降逆 凉血止血

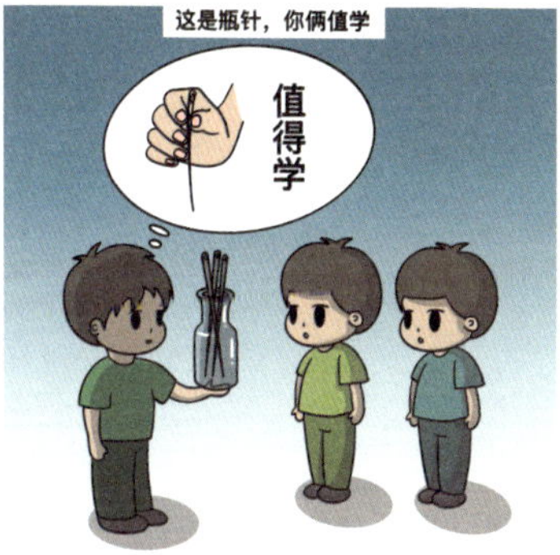

Anki 学长小贴士：这是一瓶针，你俩值得去学一下

药物	功效
刺蒺藜 （祛风明目之要药）	平肝疏肝 活血祛风 明目止痒

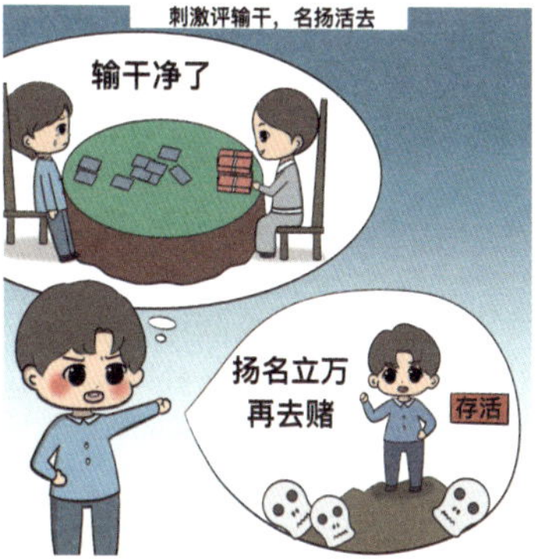

Anki 学长小贴士：他刺激的评论当时（赌博）输干了钱一事，扬名立万活着再去（赌）

药物	功效
罗布麻叶	平肝安神 清热利水

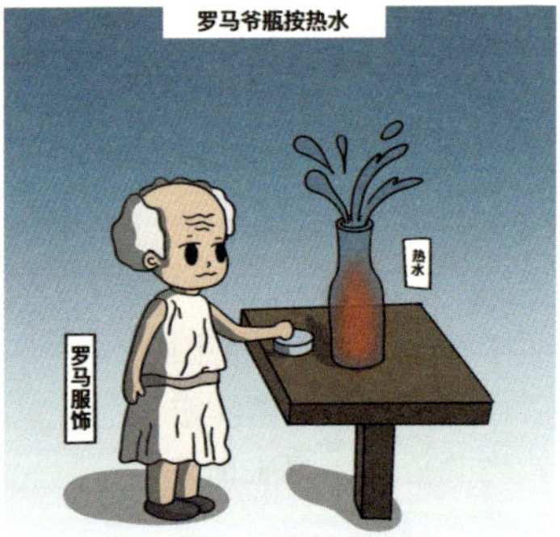

Anki 学长小贴士：来自罗马的爷爷瓶子一按就出热水

第一百三十五组　牛黄

药物	功效
牛黄	凉肝息风 清心豁痰 开窍醒神 清热解毒

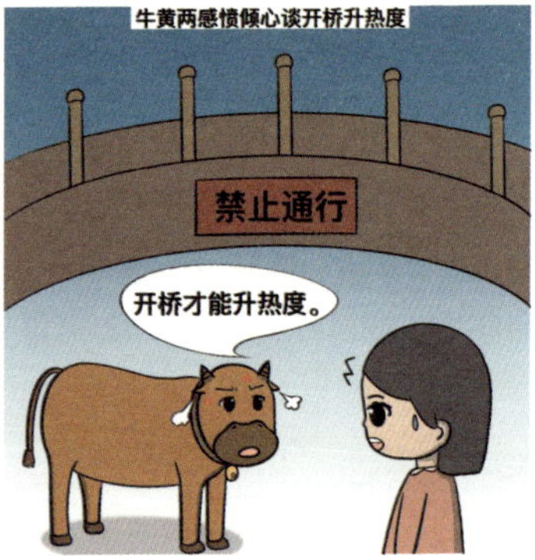

Anki 学长小贴士：一头牛对黄小姐说，对提了两次意见都没被采纳感到愤怒，跟你倾心交谈，只有开放这个桥才能够升热度

药药通

药物	功效
牛黄	开窍醒神，清热解毒，凉肝息风，清心豁痰
冰片	开窍醒神，清热止痛，解毒，防腐生肌（开窍药）

第一百三十六组　羚羊角　钩藤　天麻

药物	功效
羚羊角 （治肝风内动、惊痫抽搐之要药）	平肝息风 清肝明目 清热解毒 清肺热

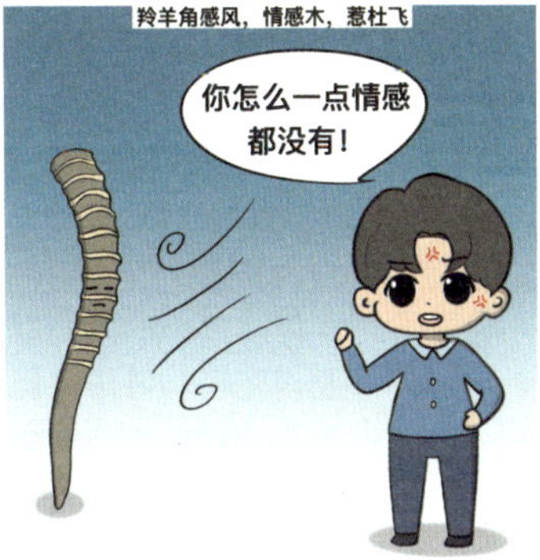

Anki 学长小贴士：羚羊角感觉到一阵风，因情感木讷导致表情呆滞，惹到杜飞

药物	功效
钩藤	息风定惊 清热平肝 定惊止搐

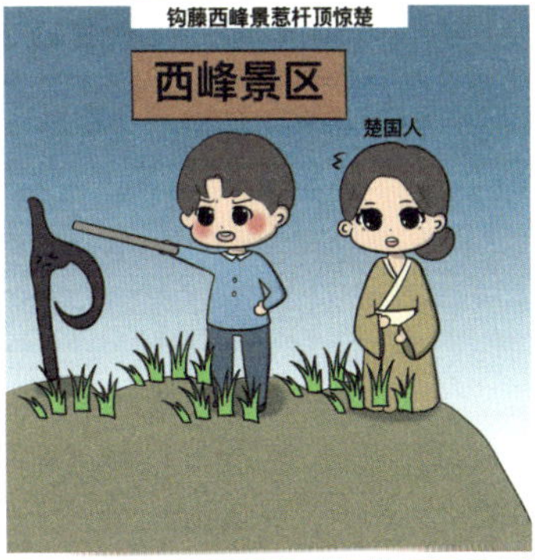

Anki 学长小贴士：钩藤条在西峰景区惹得别人拿杆子顶他们，惊到了楚国人

药物	功效
天麻	息风止痉 平抑肝阳 祛风通络

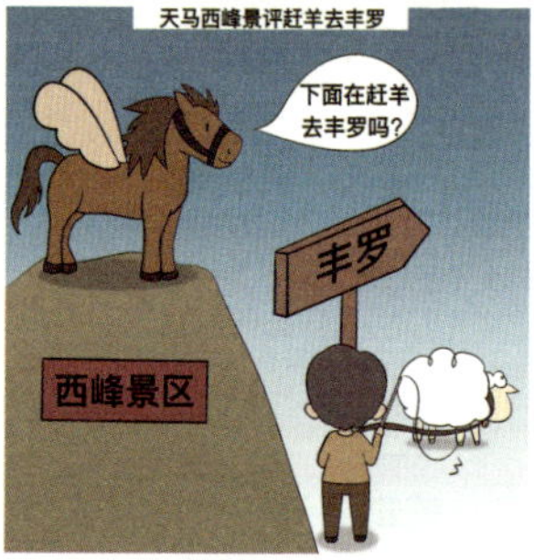

Anki 学长小贴士：天马在西峰景区评价（山底下）赶羊去丰罗这件事

药 药 通

药物	功效
羚羊角	平肝息风，清肝明目，清热解毒，清肺热
钩藤	息风定惊，清热平肝，定惊止搐
天麻	息风止痉，平抑肝阳，祛风通络
熊胆粉	息风止痉，清肝明目，清热解毒 （清热药）

第一百三十七组 地龙

药物	功效
地龙	清热定惊 通络 平喘 利尿 降压

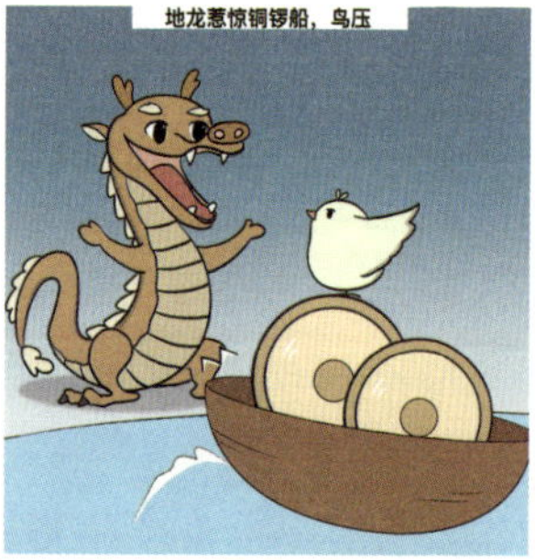

Anki 学长小贴士：地里的龙招惹是非，惊了装满铜锣的船，鸟压制了船

药　药　通

药物	功效
地龙	利尿，平喘，清热定惊，通络，降压
麻黄	利水消肿，宣肺平喘，发汗解表，散寒通滞 （解表药）
香薷	利水消肿，发汗解表，化湿和中 （解表药）
浮泮	利尿消肿，宣散风热，透疹止痒 （清热药）

第一百三十八组　珍珠

药物	功效	
珍珠	**安神定**惊 明**目**消**翳** 解**毒**生**肌** **润**肤**祛斑**	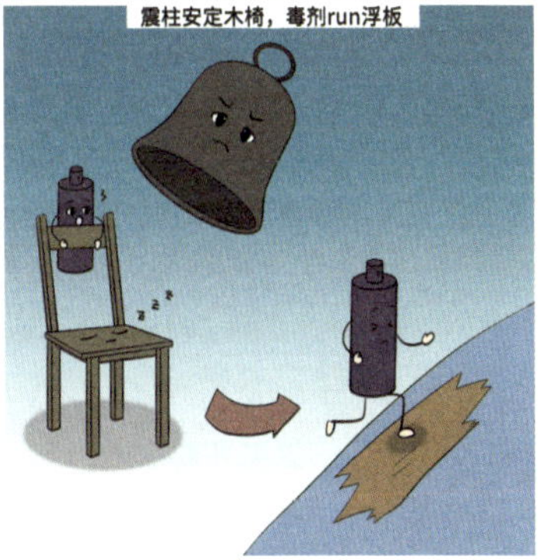
Anki 学长小贴士：震柱为了安定住木椅，木椅上的毒剂就跑（run）到一个浮板上		

药　药　通

药物	功效
珍珠	安神定惊，明目消翳，解毒生肌，润肤祛斑
珍珠母	安神定惊，明目退翳，平肝潜阳，燥湿收敛 （平抑肝阳药）

第一百三十九组　全蝎　蜈蚣　僵蚕

药物	功效
全蝎 （痉挛抽搐之要药） 蜈蚣	**息风镇痉** **通络**止**痛** 攻**毒散结**

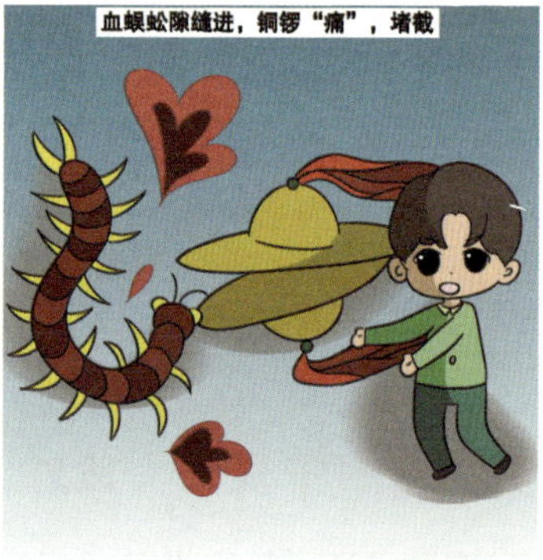

Anki 学长小贴士：血色的毒蜈蚣从铜锣缝隙进入，铜锣（拟人）喊痛，为了救铜锣必须堵截它们

药物	功效
僵蚕	**息风**止**痉** **祛风**止**痛** **化痰散结**

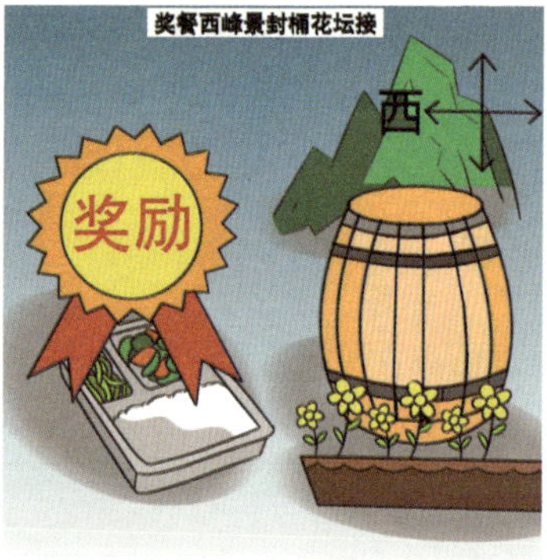

Anki 学长小贴士：奖励餐食，西峰景区封了个桶，花坛在下面接住了这个桶

第 16 章　开窍药

第一百四十组　麝香　苏合香　冰片

药物	功效
麝香 （醒神回苏之要药）	开窍醒神 活血通经 消肿止痛 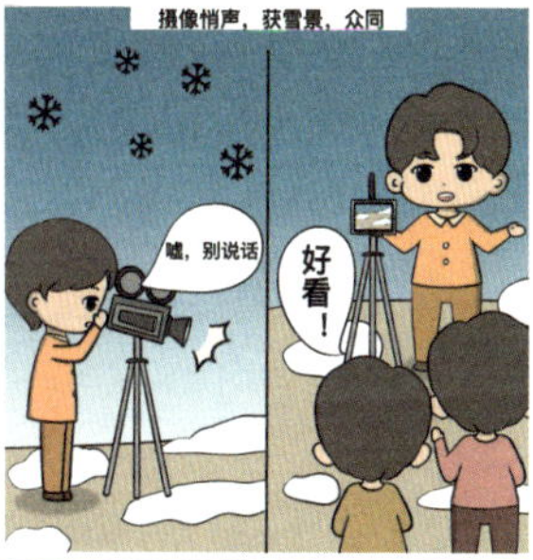
Anki 学长小贴士：摄像师让大家悄声，获得了一个很棒的雪景，让众人一同去看	

药物	功效
苏合香 （治面青、身凉、苔白、脉迟之寒闭神昏的要药）	开窍醒神 辟秽 止痛 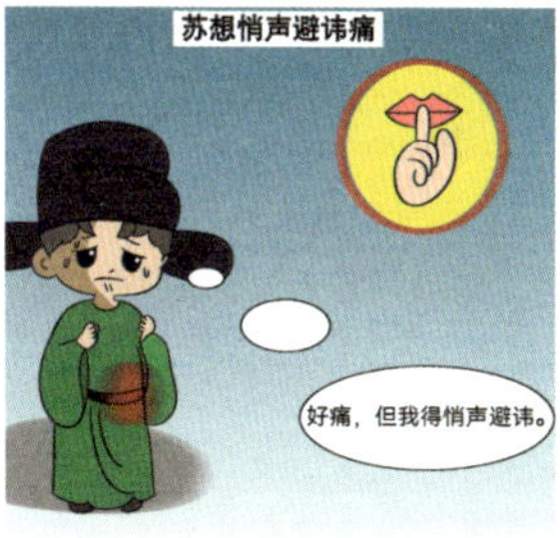
Anki 学长小贴士：一个姓苏的人感觉很痛，但是他需要悄声避讳说“痛”这个字	

药物	功效
冰片	开窍醒神 清热止痛 解毒 防腐生肌 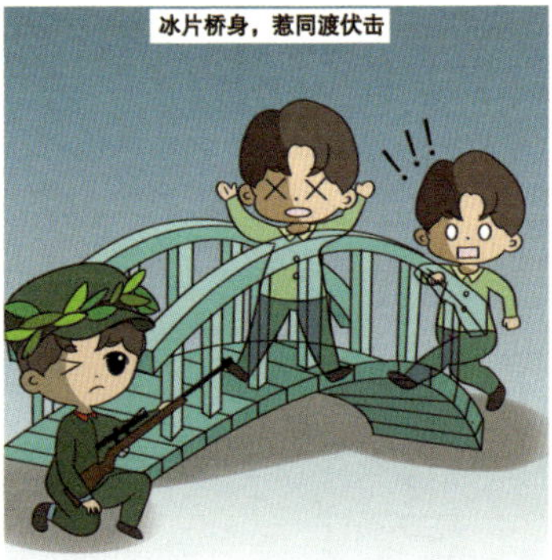

Anki 学长小贴士：冰片做的桥身，惹得一同渡过桥身的人更容易被游击队伏击

药 药 通

药物	功效
麝香	开窍醒神，消肿止痛，活血通经
苏合香	开窍醒神，辟秽，止痛
冰片	开窍醒神，清热止痛，解毒，防腐生肌
蟾酥	开窍醒神，解毒止痛 （攻毒杀虫止痒药）
牛黄	开窍醒神，凉肝息风，清心豁痰，清热解毒 （平肝息风药）

第一百四十一组　石菖蒲

药物	功效
石菖蒲	开窍豁痰 醒神益智 化湿和胃 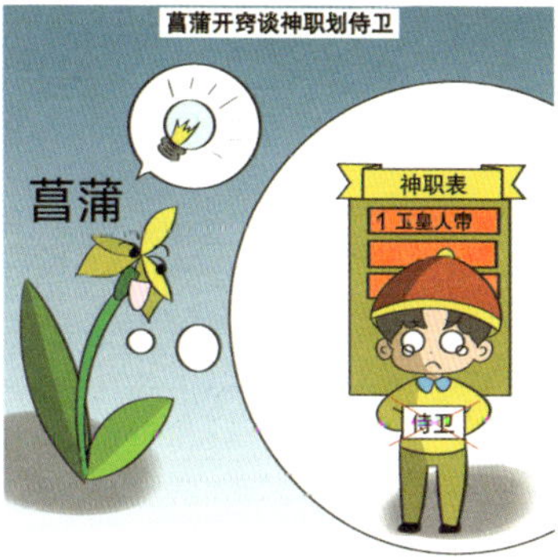

Anki 学长小贴士：菖蒲这个植物突然开窍了，大谈在神仙的职位中把侍卫划掉这件事

药　药　通

药物	功效
石菖蒲	开窍豁痰，醒神益智，化湿和胃
远志	祛痰开窍，安神益智，交通心肾，消散痈肿（安神药）

第 17 章　补虚药

第一百四十二组　人参　党参　太子参　刺五加

药物	功效
人参 （拯危救脱之要药，补脾气之要药）	大补元气 复脉固脱 补脾益肺 生津养血 安神益智 扶正祛邪 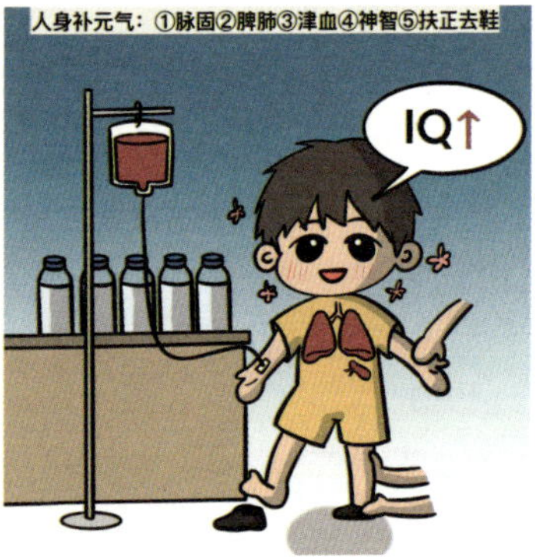

Anki 学长小贴士：人的身体补元气需要五个部位同时补。①上肢，摸脉处复脉固脱。②体内，脾与肺都被补益。③体外，不仅供给了津液还用血来养着。④头部，脑袋安神益智。⑤下肢，扶正，去鞋

药物	功效
党参	补脾益肺 养血生津 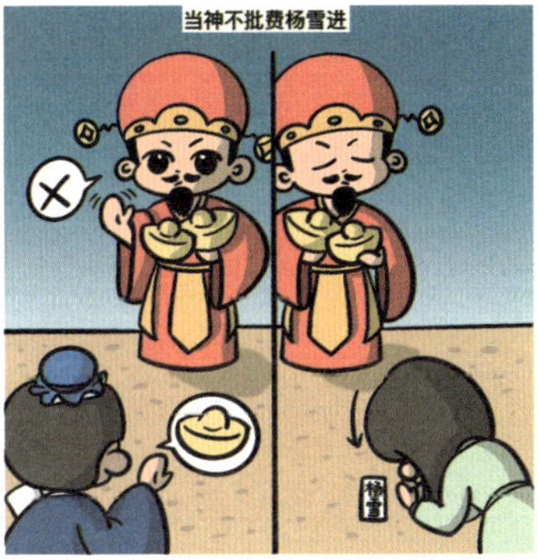

Anki 学长小贴士：当财神不批费用的时候，杨雪进来要拜一拜

药物	功效
太子参	益气健脾 生津润肺 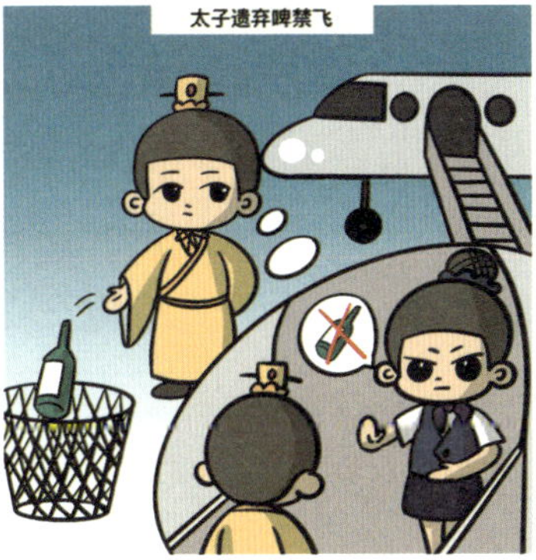

Anki 学长小贴士：太子遗弃了啤酒，因为啤酒禁止被带上飞机

药物	功效
刺五加	益气健脾 补肾安神

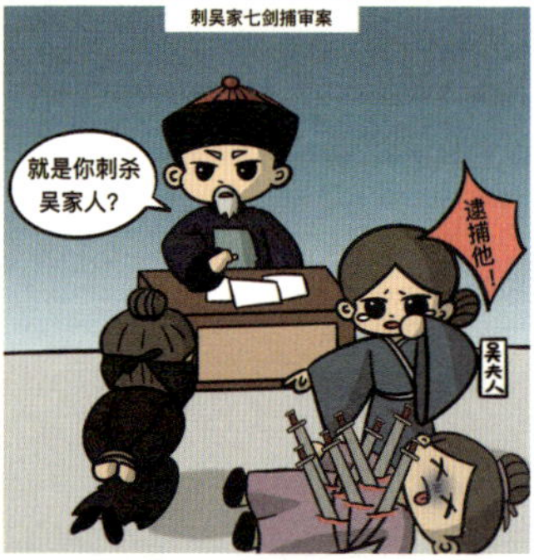

Anki 学长小贴士：刺杀吴家的七剑被逮捕送来官府审案

第一百四十三组　白术

药物	功效
白术 （补气健脾第一要药）	补气健脾 燥湿利水 止汗 安胎

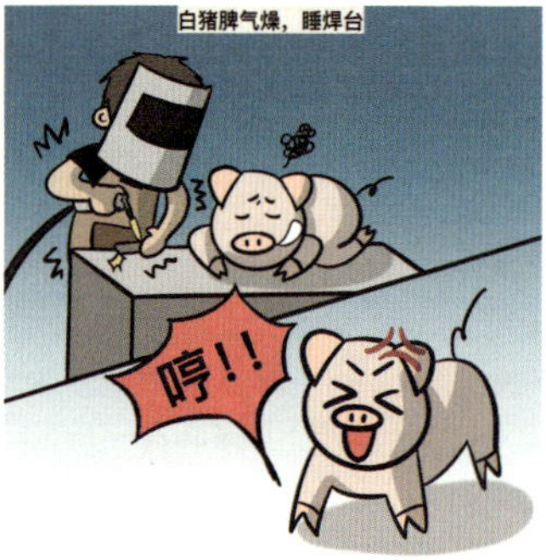

Anki 学长小贴士：白色小猪脾气很暴躁，它总喜欢睡在电焊台上

药　药　通

药物	功效
白术	补气健脾，燥湿利水，止汗，安胎
苍术	燥湿健脾，祛风散寒，明目 （化湿药）

第一百四十四组　西洋参　山药

药物	功效
西洋参	补气养阴 清热生津

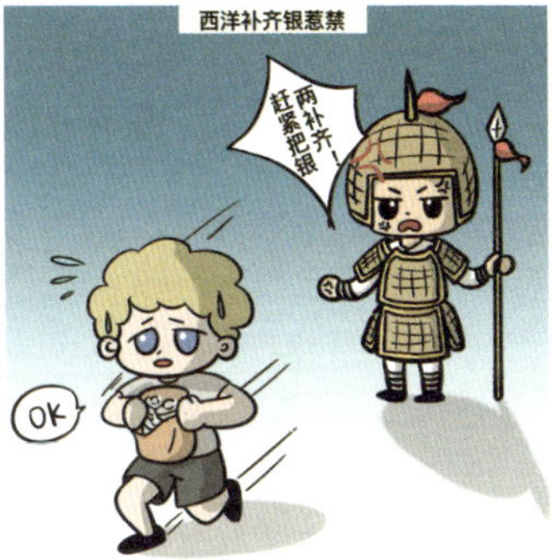

Anki 学长小贴士：西洋人需要补齐银两，因为招惹了禁卫军

药物	功效
山药	益气养阴 补脾肺肾 涩精止带

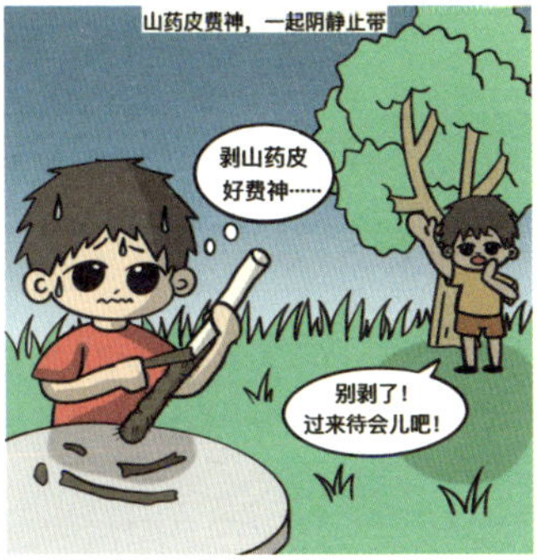

Anki 学长小贴士：剥山药皮很费神，一起到阴凉地停下来静静待一会儿

药　药　通

药物	功效
西洋参	补气养阴，清热生津
山药	益气养阴，补脾肺肾，涩精止带
黄精	补气养阴，健脾，润肺，益肾 （补虚药）

第一百四十五组　黄芪

药物	功效
黄芪 （补益脾气之要药，治气虚水肿之要药）	**补**气**升**阳 **益**卫**固**表 **利水**消**肿** **生津养**血 **行滞**通**痹** **托毒**排**脓** **敛疮**生**肌**

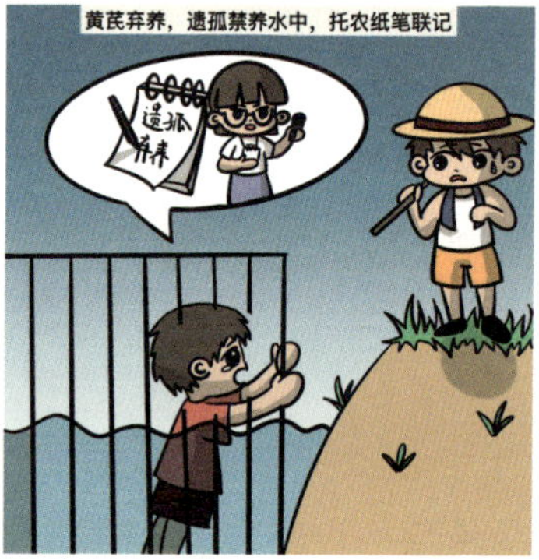

Anki 学长小贴士：黄芪被弃养，这个遗孤被禁止养在水中，他托农民用纸笔联系记者

第一百四十六组　红景天

药物	功效
红景天	**益**气**活血** **通**脉**平喘**

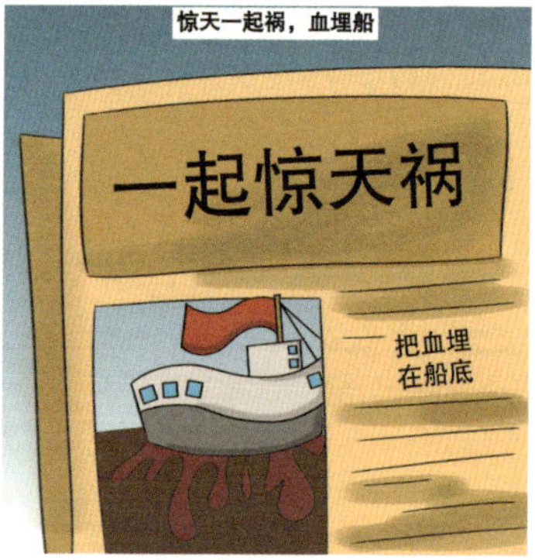

Anki 学长小贴士：惊天一起祸，把血埋在船底

第一百四十七组　绞股蓝　沙棘

药物	功效
绞股蓝	益气健脾 化痰止咳 清热解毒 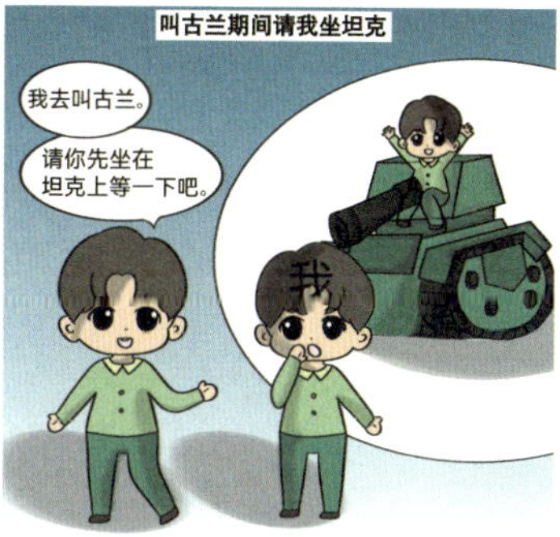
Anki 学长小贴士：去叫古兰时，让我先坐上坦克	

药物	功效
沙棘	健脾消食 止咳祛痰 活血散瘀 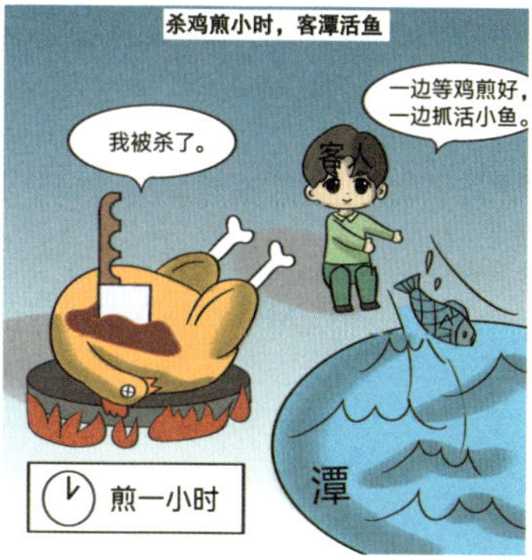
Anki 学长小贴士：杀鸡并煎一小时，客人去潭边抓活鱼	

第一百四十八组　白扁豆

药物	功效	
白扁豆	健脾化湿 和中消暑	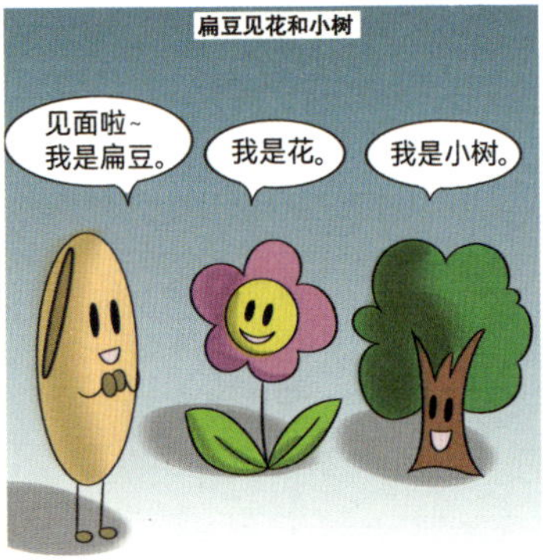

Anki 学长小贴士：扁豆见到花和小树

第一百四十九组　甘草

药物	功效	
甘草	补脾益气 清热解毒 祛痰止咳 缓急止痛 调和诸药	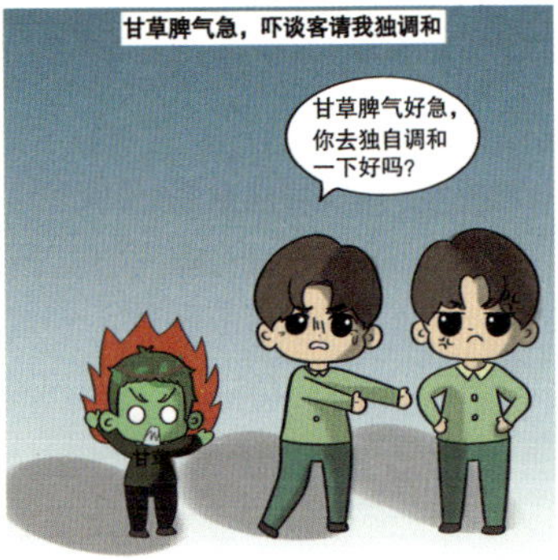

Anki 学长小贴士：甘草脾气很急躁，吓得座谈客人请我去独自调和

第一百五十组　大枣

药物	功效	
大枣	补中益气 养血安神 保护胃气 缓毒烈约性	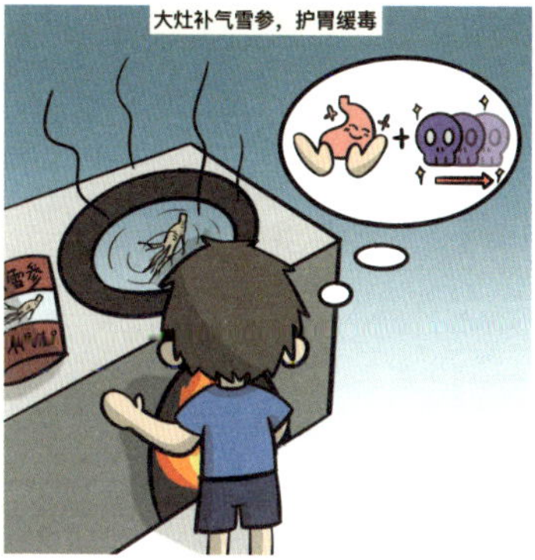

Anki 学长小贴士：一大早，灶台上放着补气的雪参，还可以护胃缓毒

第一百五十一组　鹿茸　淫羊藿　巴戟天　仙茅

药物	功效	
鹿茸	补肾壮阳 益精血 强筋骨 调冲任 托疮毒	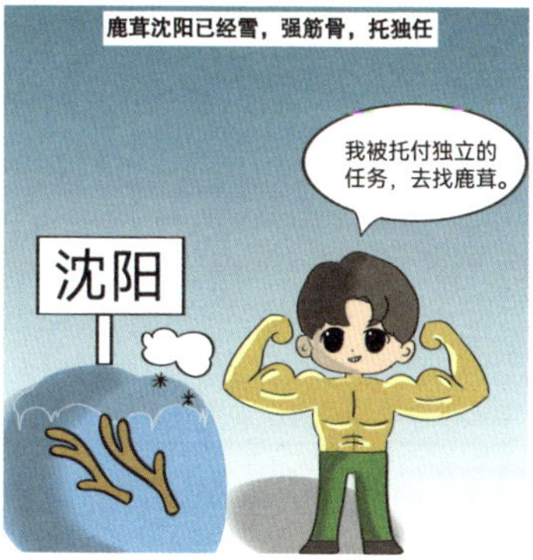

Anki 学长小贴士：鹿茸在沈阳已经被雪埋藏，我们要强筋骨，托付独立的任务分头找鹿茸

药物	功效
淫羊藿	补肾壮阳 强筋骨 祛风湿
巴戟天	补肾阳 强筋骨 祛风湿

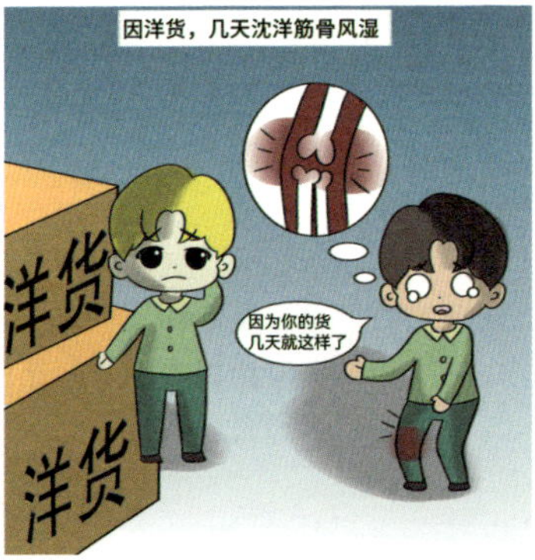

Anki 学长小贴士：因洋货，几天时间沈洋的筋骨就得了风湿

药物	功效
仙茅	补肾阳 强筋骨 祛寒湿

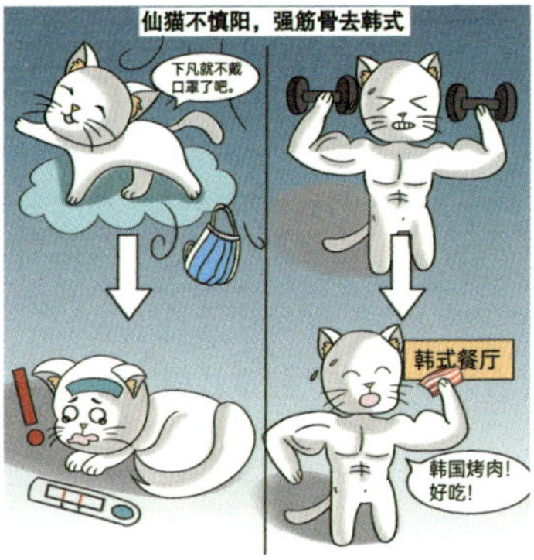

Anki 学长小贴士：仙猫不慎感染（阳了），强筋骨后再去吃韩式餐厅

第一百五十二组　杜仲　续断

药物	功效
杜仲	补肝肾 强筋骨 安胎 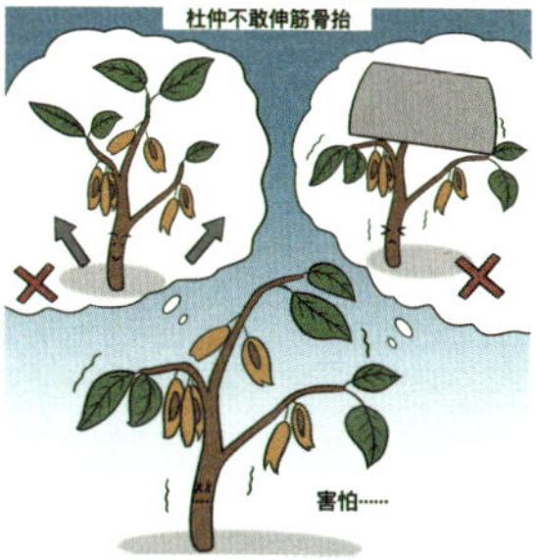

Anki 学长小贴士：杜仲不敢伸筋骨，也不敢抬起来

药物	功效
续断	补肝肾 强筋骨 续折伤 止崩漏 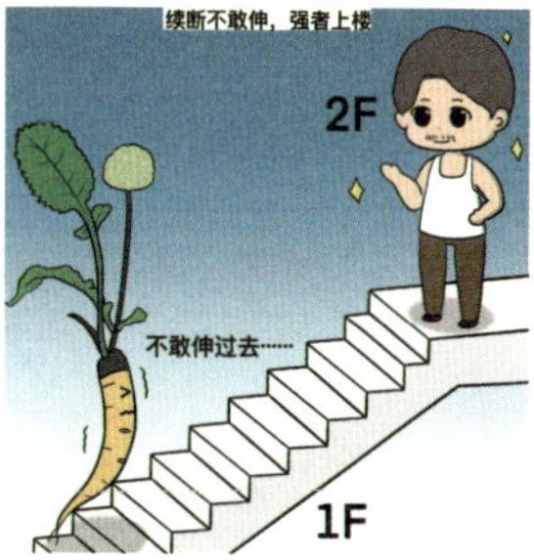

Anki 学长小贴士：续断不敢伸展，因为强者已经上楼

药　药　通

药物	功效
杜仲	补肝肾，强筋骨，安胎
续断	补肝肾，强筋骨，续折伤，止崩漏
五加皮	补益肝肾，强筋壮骨，祛风除湿，利水消肿 （祛风湿药）
桑寄生	补肝肾，强筋骨，祛风湿，安胎元 （祛风湿药）
刺五加	补肾安神，益气健脾 （补虚药）

第一百五十三组　肉苁蓉　锁阳

<table>
<tr><th>药物</th><th>功效</th><th></th></tr>
<tr><td>肉苁蓉</td><td rowspan="2">补肾阳
益精血
润肠通便</td><td rowspan="2">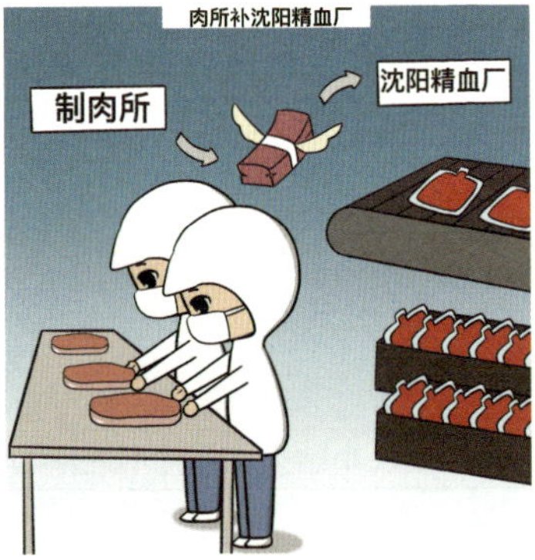
</td></tr>
<tr><td>锁阳</td></tr>
</table>

Anki 学长小贴士：制肉所的收入补着沈阳精血厂的亏损

第一百五十四组　补骨脂　沙苑子　益智仁　菟丝子

<table>
<tr><th>药物</th><th>功效</th><th></th></tr>
<tr><td>补骨脂</td><td>补肾壮阳
固精缩尿
纳气平喘
温脾止泻
外用消风祛斑</td><td>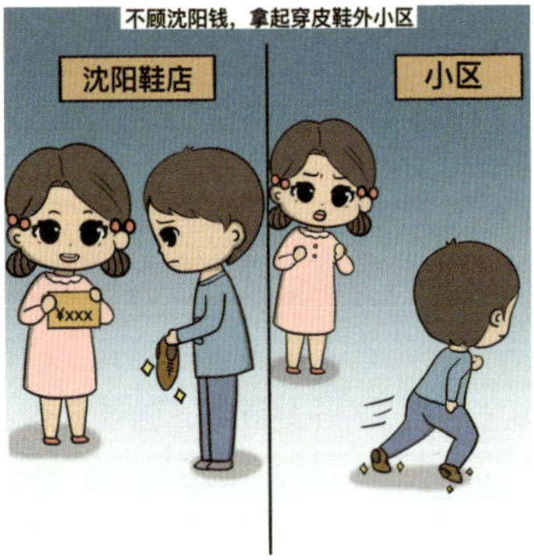
</td></tr>
</table>

Anki 学长小贴士：不顾沈阳鞋店里标的价钱，拿起就穿上皮鞋跑到外面小区

药物	功效	
沙苑子	补肾助阳 固精缩尿 养肝明目	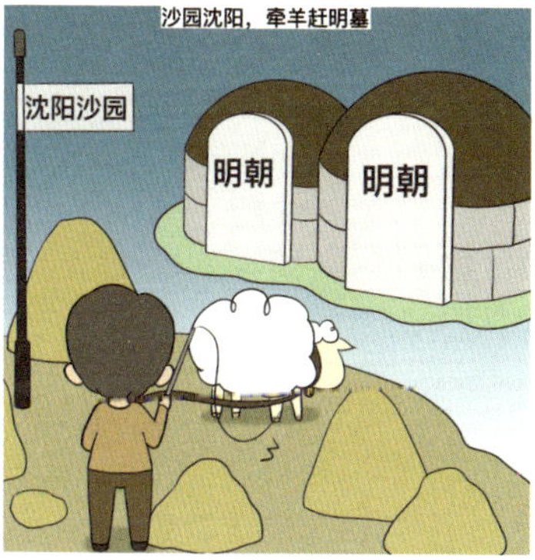

Anki 学长小贴士：在沈阳的沙园里，牵羊赶去明朝墓地

药物	功效	
益智仁	暖肾固精缩尿 温脾止泻摄唾	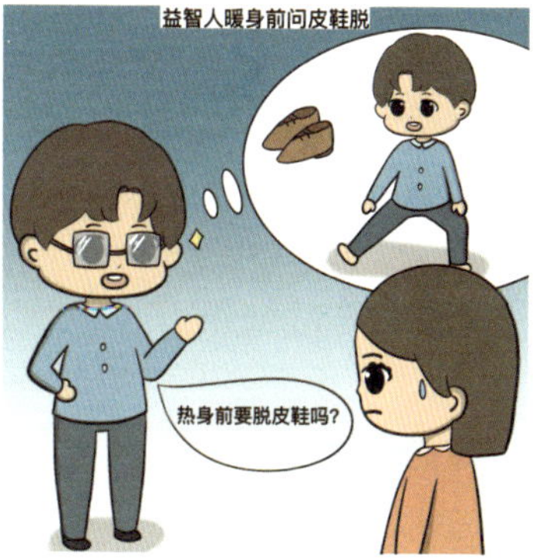

Anki 学长小贴士：益智的人，在运动暖身前都会问皮鞋需要脱下吗

药物	功效	
菟丝子	**补益肝肾** **固精缩尿** **安胎** **明目** **止泻** **补肾益精** **外用消风祛斑**	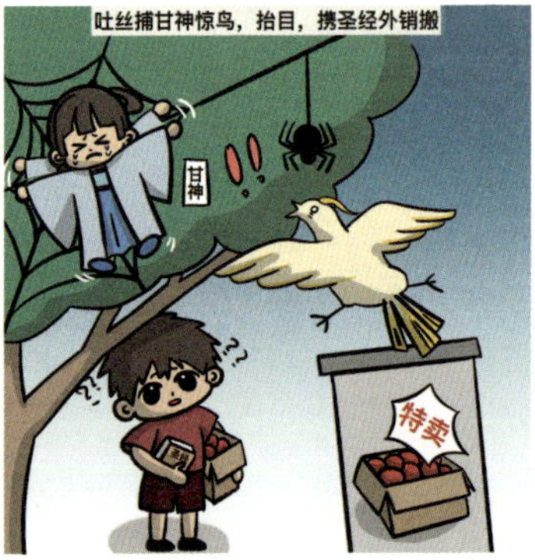

Anki 学长小贴士：蜘蛛吐丝捕获了甘神，惊动了鸟。抬头目击了这一恐怖时刻，携带圣经往外销售，省得搬走

第一百五十五组　紫河车

药物	功效	
紫河车	**温肾补精** **益气养血**	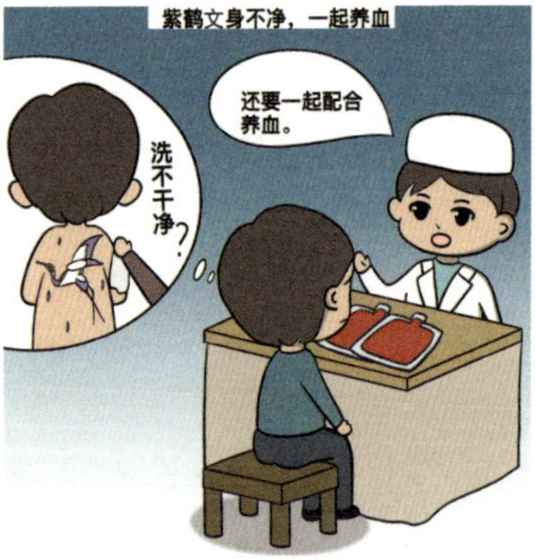

Anki 学长小贴士：紫色仙鹤的文身洗不干净，还需要一起配合养血才能消退

第一百五十六组　核桃仁　蛤蚧　冬虫夏草

药物	功效
核桃仁	补肾 温肺 润肠 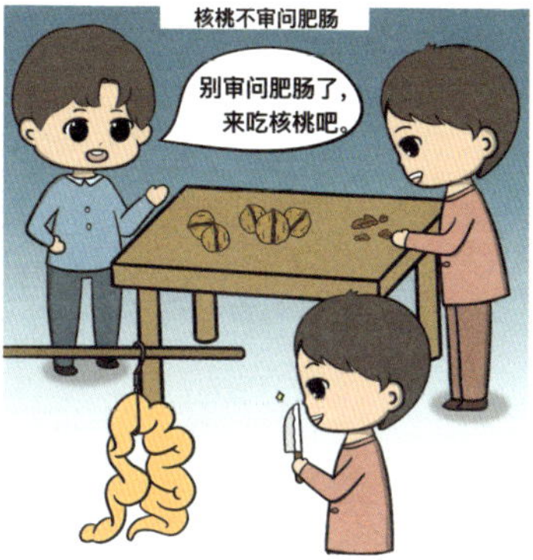

Anki 学长小贴士：吃核桃呢，先不审问肥肠的事了

药物	功效
蛤蚧	补肺益肾 纳气定喘 助阳益精 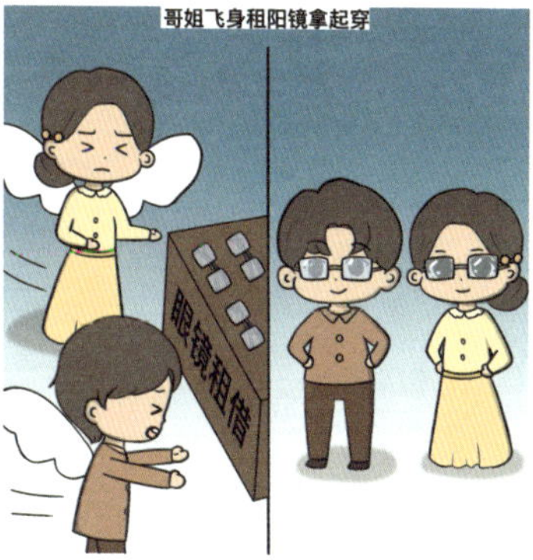

Anki 学长小贴士：哥哥姐姐飞起身子，租到太阳镜，拿起就快速穿戴上了

药物	功效	
冬虫夏草	**补肾益肺** **止血化痰**	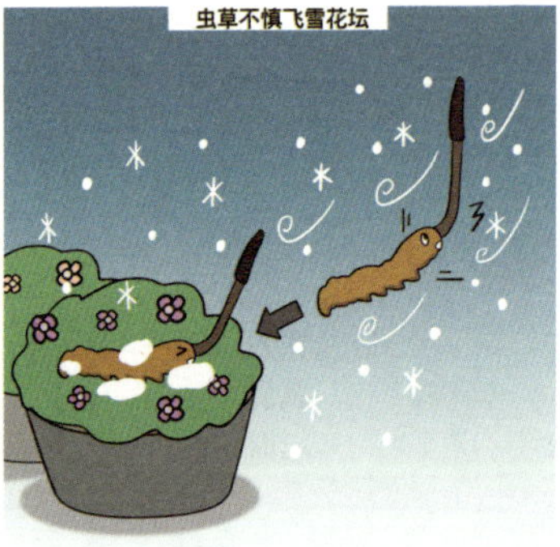

Anki 学长小贴士：虫草不慎被飞雪盖住在花坛里

第一百五十七组　当归

药物	功效	
当归 （补血之圣药，妇科补血活血、调经止痛之要药）	**补血活血** **调经止痛** **润肠通便**	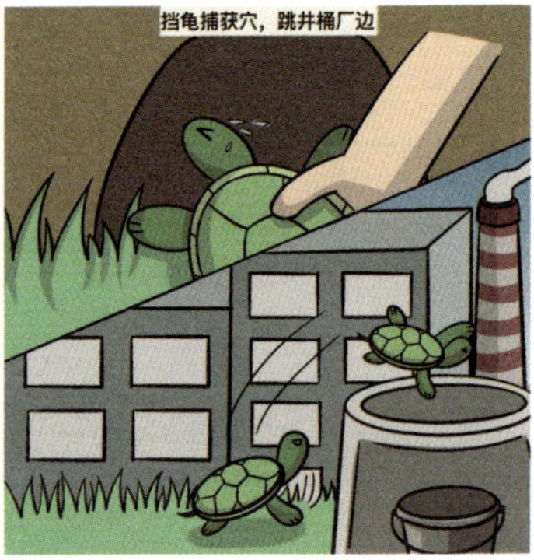

Anki 学长小贴士：挡住乌龟捕获它的洞穴，乌龟跳进厂边井的桶里

药 药 通

药物	功效
当归	补血活血，调经止痛，润肠通便
鸡血藤	活血补血，调经止痛，舒筋活络（活血化瘀药）

第一百五十八组　熟地黄

药物	功效
熟地黄（血虚证之要药、肝肾阴虚证之要药）	补血滋阴 益精填髓
Anki 学长小贴士：在别人属地上行走，后面的人紧随着填补雪地上的脚印	

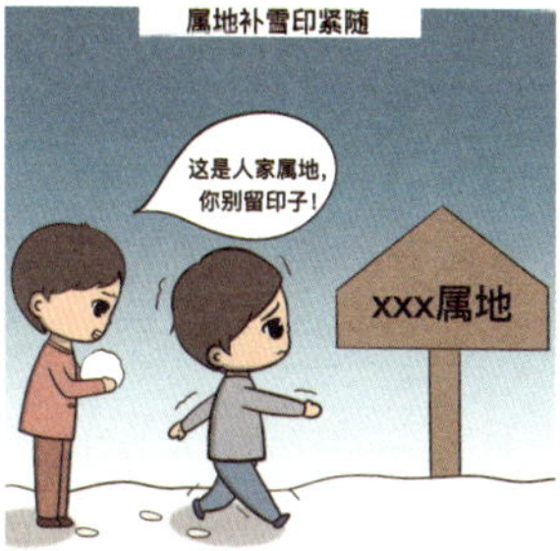

第一百五十九组　阿胶　白芍

药物	功效
阿胶（补血要药，止血要药）	补血 止血 滋阴润燥
Anki 学长小贴士：阿胶不学其他内容，只学如何发出噪音	

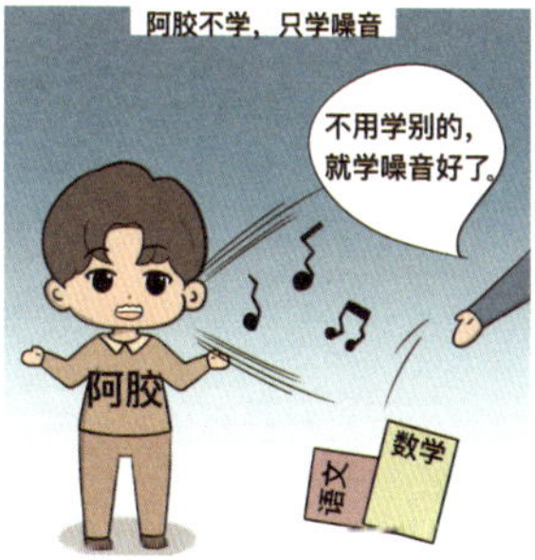

药物	功效
白芍	养血调经 敛阴止汗 柔肝止痛 平抑肝阳

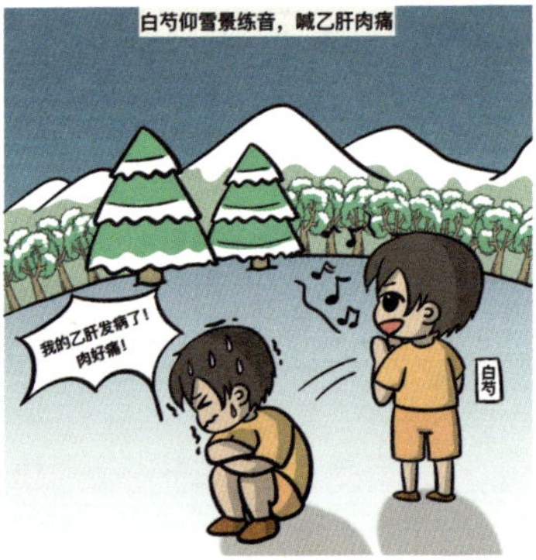

Anki 学长小贴士：白芍在仰望雪景练习音乐，突然喊，我的乙肝发作了，肉好痛

第一百六十组　龙眼肉　何首乌

药物	功效
龙眼肉	补益心脾 养血安神

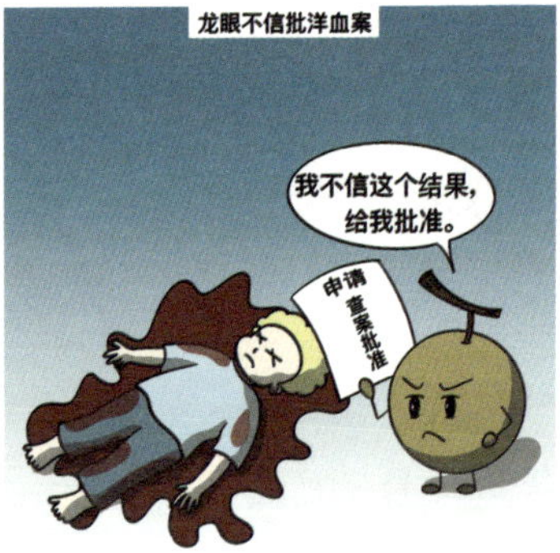

Anki 学长小贴士：龙眼不信案件结果，申请批准调查洋人的那起血案

药物	功效
制何首乌	补肝肾 益精血 乌须发 强筋骨 化浊降脂

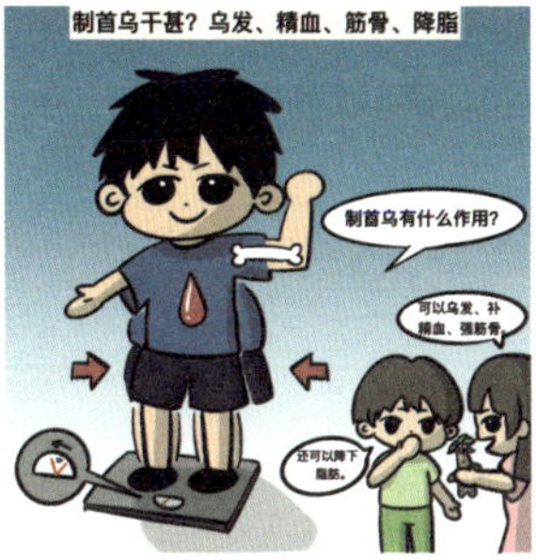

Anki 学长小贴士：制作何首乌干什么呢？向上可乌发，向内补精血，向外强筋骨，向下能降脂肪

药物	功效
生何首乌	解毒 消痈 截疟 润肠通便

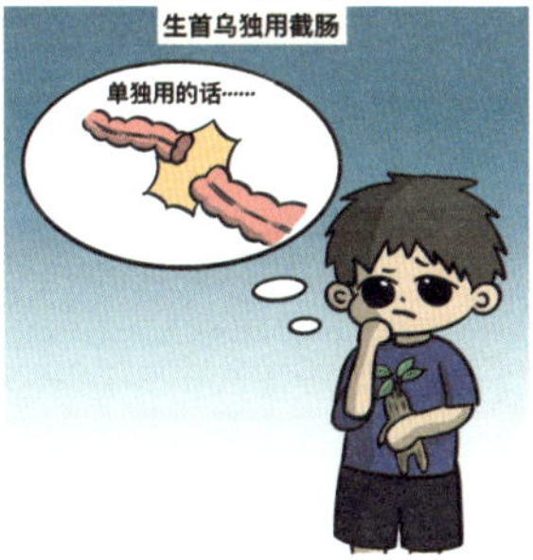

Anki 学长小贴士：生的何首乌，单独用药会截断肠子

药 药 通

药物	功效
龙眼肉	养血安神，补益心脾
何首乌	制：益精血，补肝肾，乌须发，强筋骨，化浊降脂 生：解毒，消痈，截疟，润肠通便
夜交藤	养血安神，祛风通络，止痒 （安神药）
大枣	养血安神，补中益气，保护胃气，缓毒烈药性 （补虚药）

第一百六十一组　北沙参　南沙参　麦冬　石斛　百合

药物	功效
北沙参	养阴清肺 益胃生津
南沙参	养阴清肺 益胃生津 化痰 益气

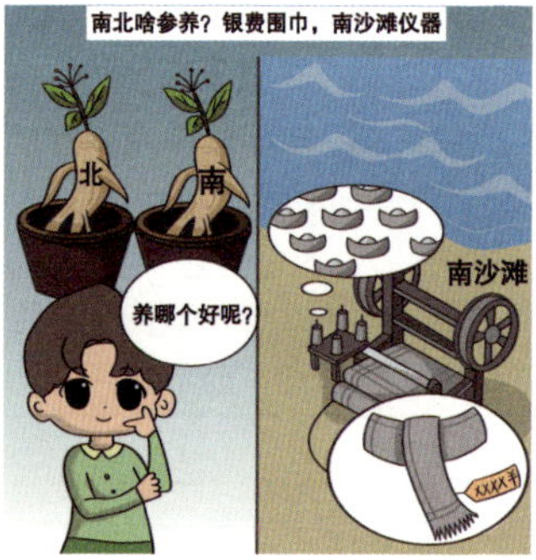

Anki 学长小贴士：为了知道南方和北方适合养哪种参？花费银子买了条围巾，发现是产自南沙滩的仪器比较好

药物	功效
麦冬	养阴润肺 益胃生津 清心除烦

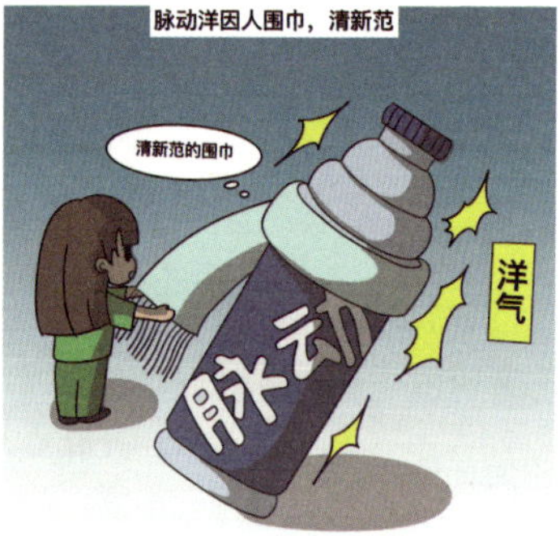

Anki 学长小贴士：脉动产品很洋气，因为人们给它设计的围巾是小清新范

药物	功效
石斛	**益胃**生**津** 滋**阴**清**热** 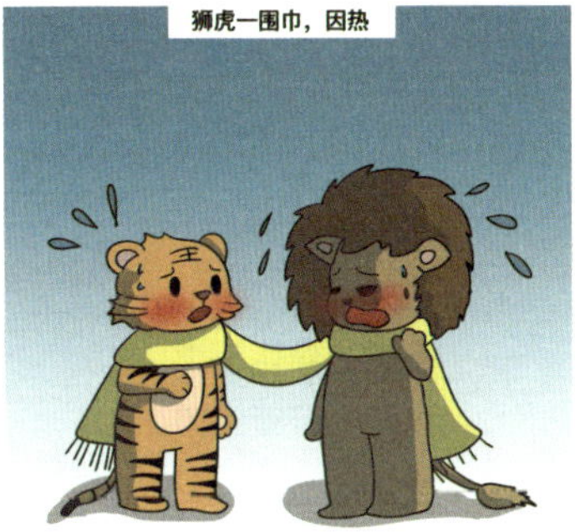

Anki 学长小贴士：狮子和老虎共用一条围巾，因此觉得热

药物	功效
百合	**养阴润**肺 清**心安**神 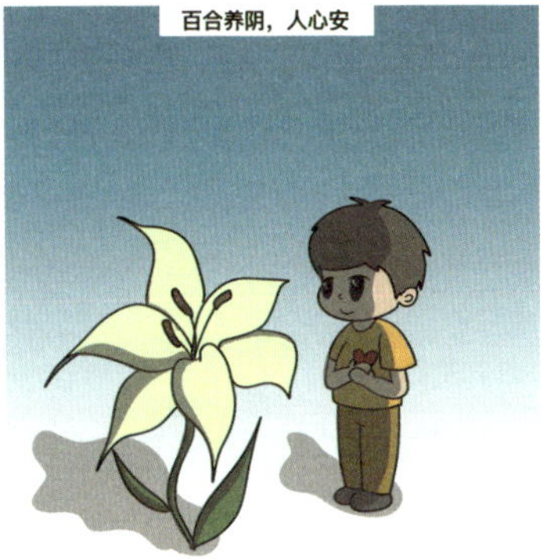

Anki 学长小贴士：百合有养阴的作用，使人心安

第一百六十二组　天冬　玉竹

药物	功效
天冬	**养阴润**燥 清**肺**生**津** 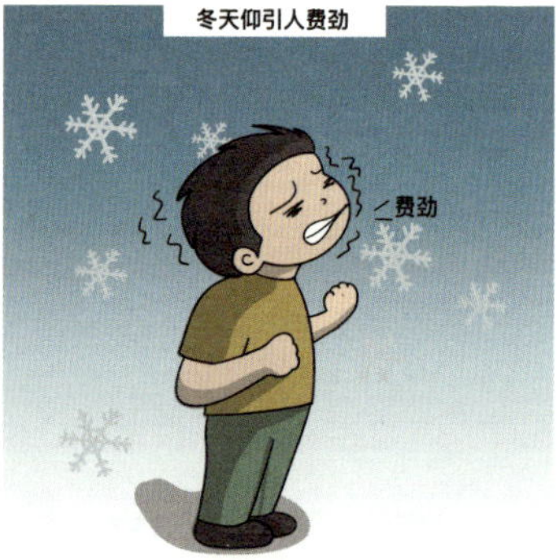

Anki 学长小贴士：到了冬天，仰头就会引起人们不舒服，也感觉很费劲

药物	功效
玉竹	**养阴润**燥 **生津**止**渴** 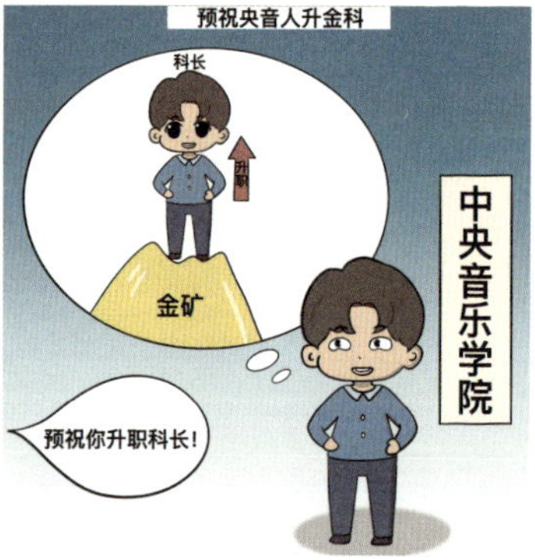

Anki 学长小贴士：预祝中央音乐学院的人，升职成为金矿的科长

第一百六十三组　黄精

药物	功效
黄精	补气养阴 健脾 润肺 益肾

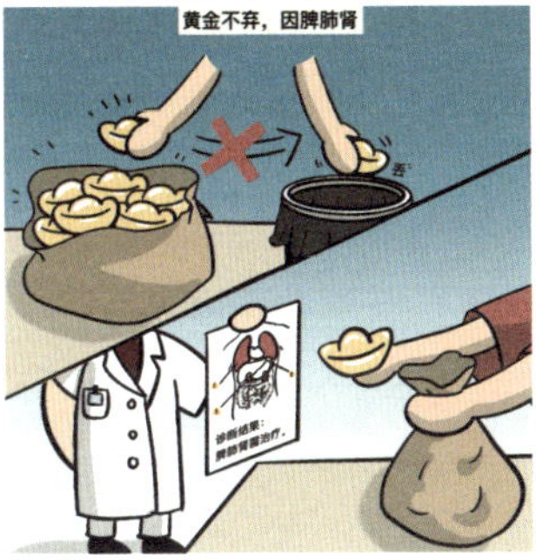

Anki 学长小贴士：黄金不丢弃，因为脾肺肾要治

药　药　通

药物	功效
黄精	补气养阴，益肾，健脾，润肺
山药	益气养阴，补脾肺肾，涩精止带 （补气药）

第一百六十四组　墨旱莲　枸杞子　女贞子

药物	功效
墨旱莲	滋补肝肾 凉血止血

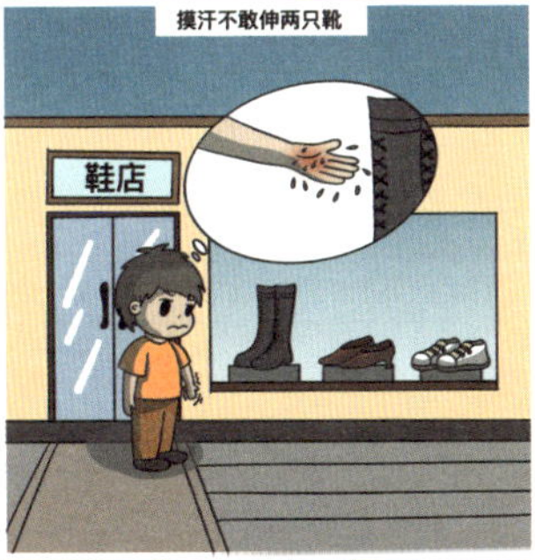

Anki 学长小贴士：摸了一手汗，不敢伸向两只靴子（怕污染了）

药物	功效	
枸杞子 （肝肾真阴不足、劳乏内热补益之要药）	滋补肝肾 益精明目	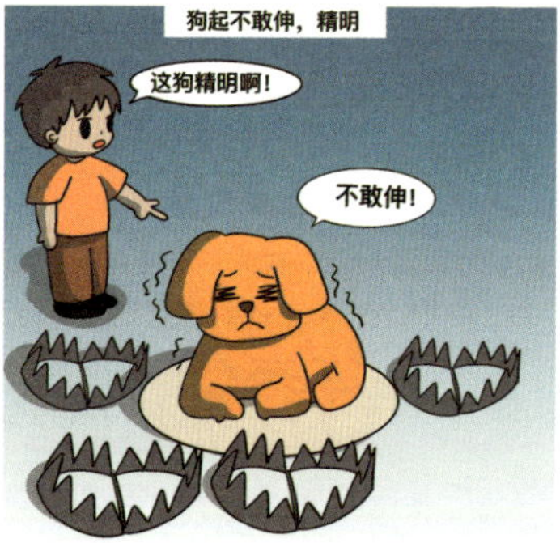

Anki 学长小贴士：狗起床不敢伸展，很是精明

药物	功效	
女贞子	滋补肝肾 明目乌发	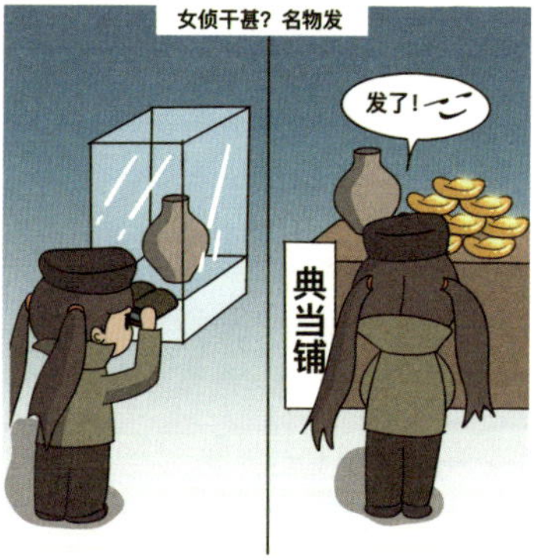

Anki 学长小贴士：女侦查员要干甚么？为了抢名物发财

第一百六十五组　桑椹

药物	功效
桑椹	**滋阴补**血 生**津**润**燥** 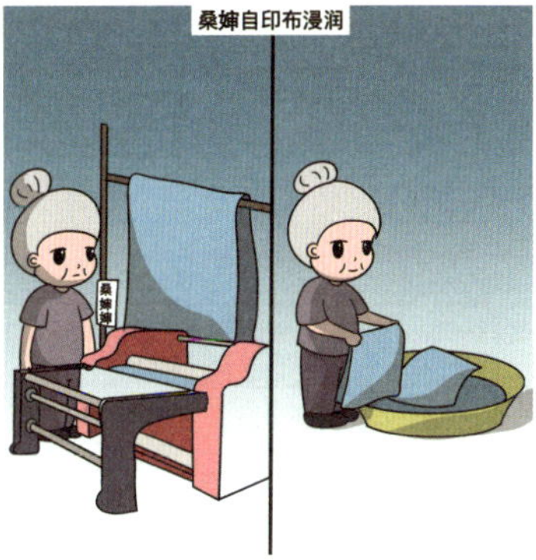
Anki 学长小贴士：桑婶自己印布，然后把布浸润上色	

药　药　通

药物	功效
桑椹	滋阴补血，生津润燥
桑枝	祛风湿，利关节 （祛风湿药）
桑叶	疏散风热，清肺润燥，平抑肝阳，清肝明目，凉血止血 （解表药）
桑白皮	泻肺平喘，利水消肿，清肝降压，止血 （化痰止咳平喘药）

第一百六十六组　鳖甲　龟甲

药物	功效
鳖甲（阴虚发热之要药）	滋阴潜阳 退热除蒸 软坚散结

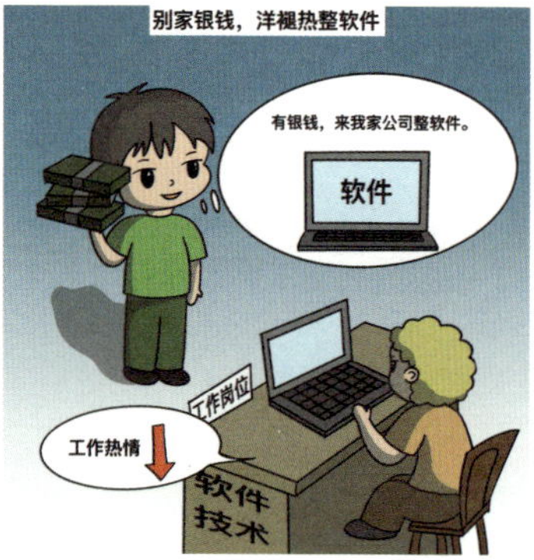

Anki 学长小贴士：别家开出银钱，请洋人褪去热情来他家整软件工作

药物	功效
龟甲	滋阴潜阳 益肾强骨 养血补心 固经止崩

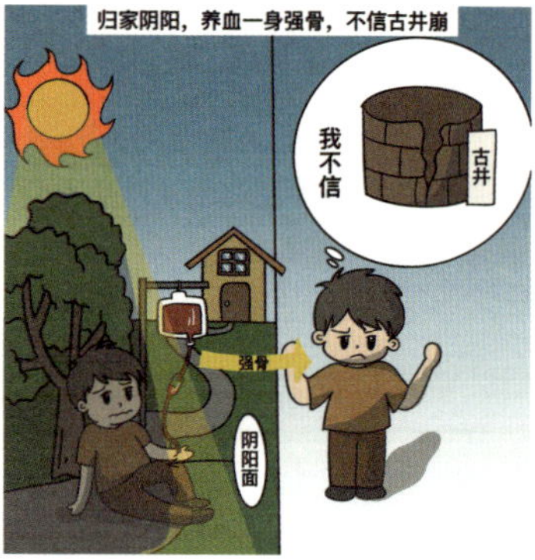

Anki 学长小贴士：归家的路上有阴阳两面，养血造就一身强骨，我不信古井真的崩坏了

第一百六十七组　蜂蜜

药物	功效
蜂蜜	补中 润燥 止痛 解毒 外用生肌敛疮 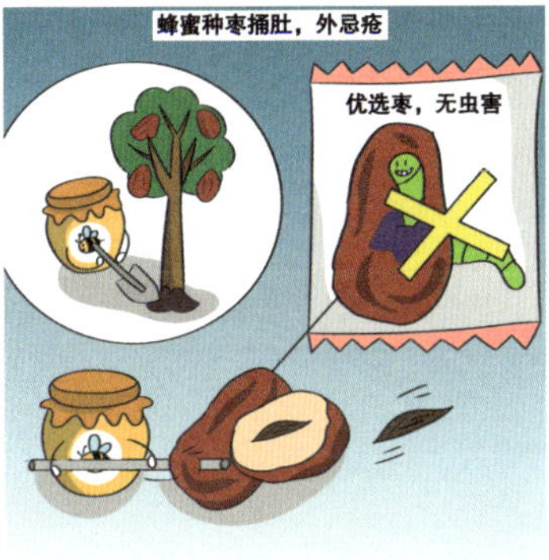

Anki 学长小贴士：蜂蜜打算种枣，需要先捅一下枣的肚子（把枣核拿出来），（需要注意的是选用的枣）外皮上不能有疮疤（虫眼）

第 18 章　收涩药

第一百六十八组　麻黄根

药物	功效
麻黄根（敛肺固表止汗之要药）	固表止汗

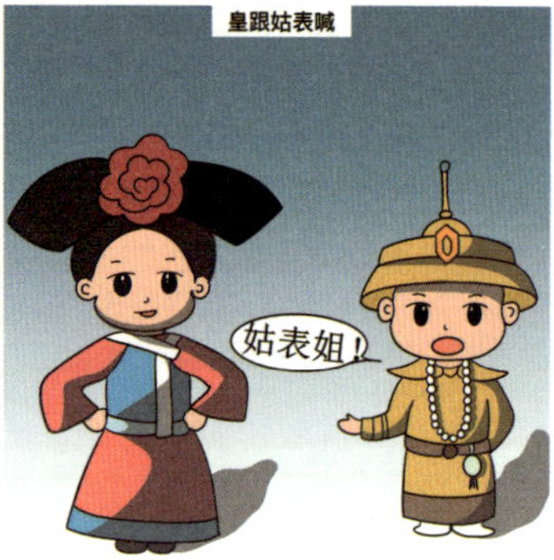

Anki 学长小贴士：皇上跟姑表姐大喊

药　药　通

药物	功效
麻黄根	固表止汗
麻黄	发汗解表，宣肺平喘，利水消肿，散寒通滞（解表药）

第一百六十九组　五味子

药物	功效
五味子 （久咳虚喘之要药）	收敛固涩 益气生津 补肾宁心 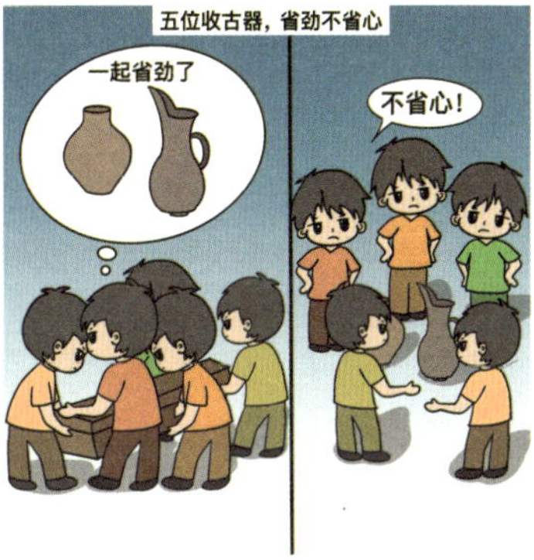

Anki 学长小贴士：五个人收拾古代器具，尽管省劲但并不省心

第一百七十组　乌梅　罂粟壳　诃子　五倍子

药物	功效
乌梅	敛肺 涩肠 生津 安蛔 炒炭用固崩止血 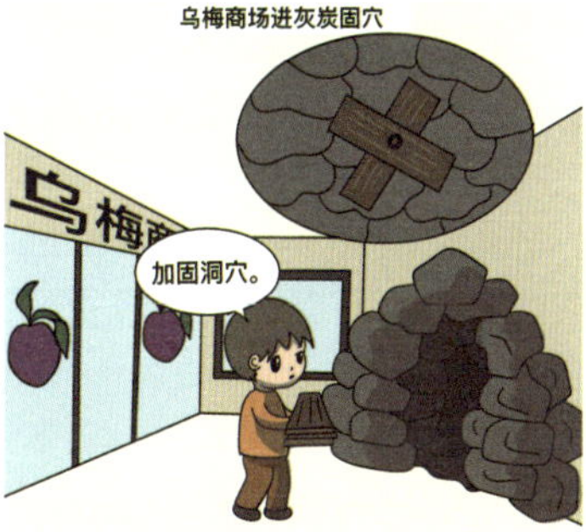

Anki 学长小贴士：在乌梅商场，进灰色煤炭里加固洞穴

药物	功效
罂粟壳 （涩肠止泻之圣药）	敛肺 涩肠 止痛 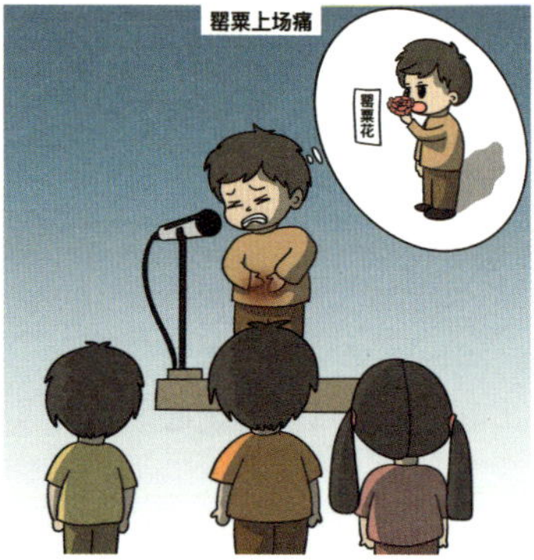

Anki 学长小贴士：服用罂粟花，一上场就开始腹痛

药物	功效
诃子 （治失音之要药）	涩肠止泻 敛肺止咳 降火利咽 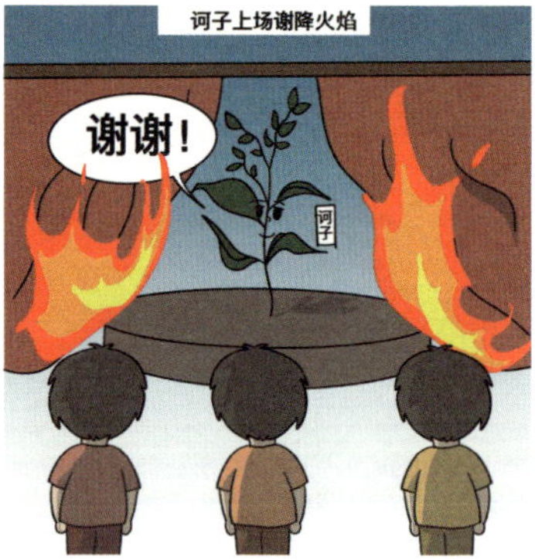

Anki 学长小贴士：诃子上场，谢谢大家降下了火焰

药物	功效	
五倍子	敛肺降火 涩肠止泻 敛汗 固精止遗 止血 收湿敛疮	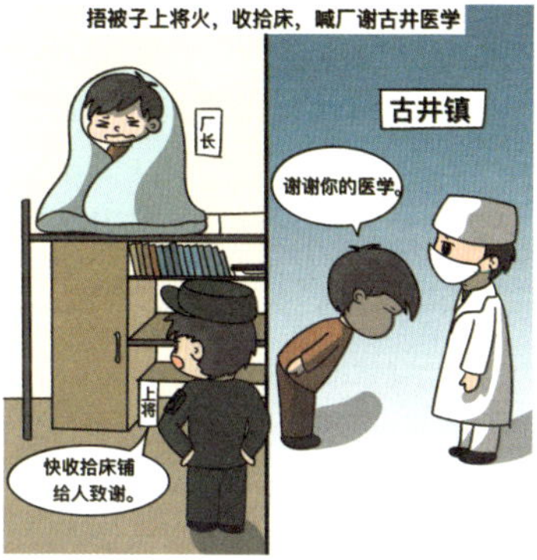

Anki 学长小贴士：厂长捂着被子，上将发火，让他收拾床，喊他赶紧谢谢古井镇的医学服务

第一百七十一组　肉豆蔻

药物	功效	
肉豆蔻（治虚寒性泻痢之要药）	温中行气 涩肠止泻	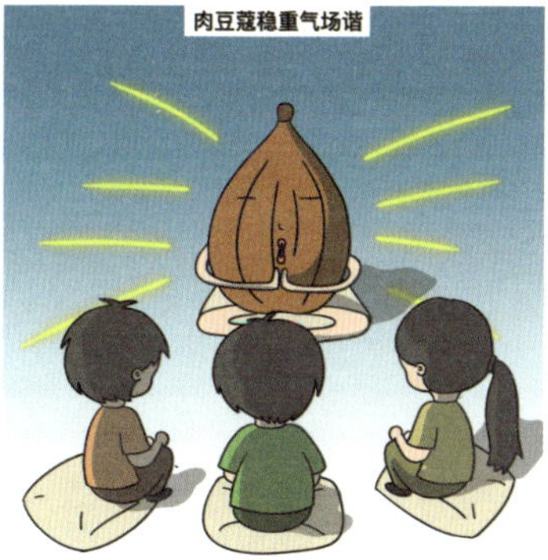

Anki 学长小贴士：肉豆蔻稳重，气场很和谐

药 药 通

药物	功效
肉豆蔻	温中行气，涩肠止泻
豆蔻	化湿行气，温中止呕，开胃消食（化湿药）
草豆蔻	燥湿行气，温中止呕（化湿药）

第一百七十二组　石榴皮　赤石脂　禹余粮

药物	功效
石榴皮	**涩肠**止泻 止**血** 杀**虫**

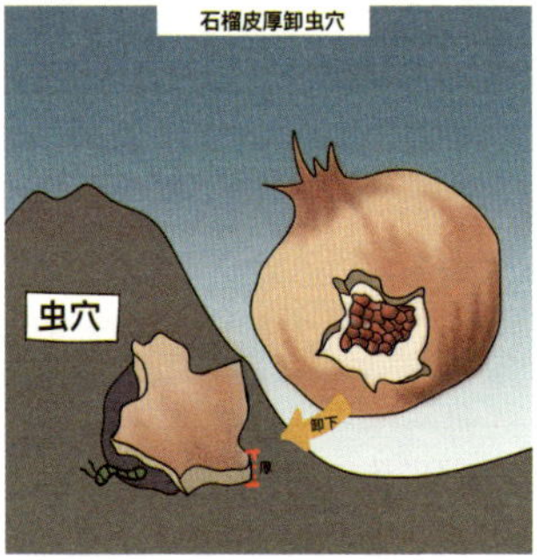

Anki 学长小贴士：石榴皮很厚，卸下来堵住了虫子的洞穴

药物	功效
赤石脂	**涩肠**止泻 **收敛**止**血** 生肌**敛疮**

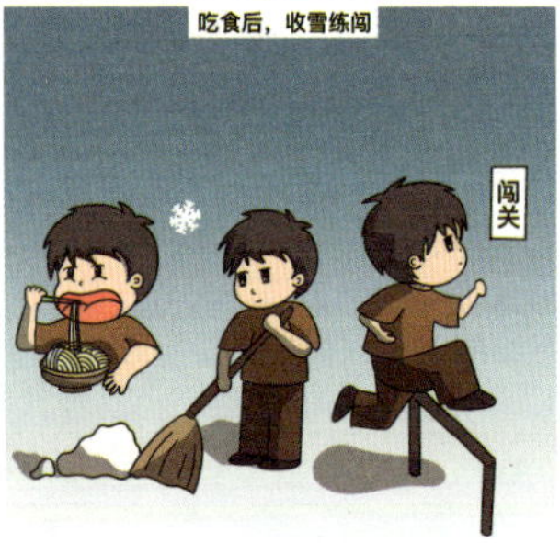

Anki 学长小贴士：吃了食物后，收拾一下积雪，就开始练习闯关

药物	功效
禹余粮	**涩肠止泻** 收**敛**止**血**

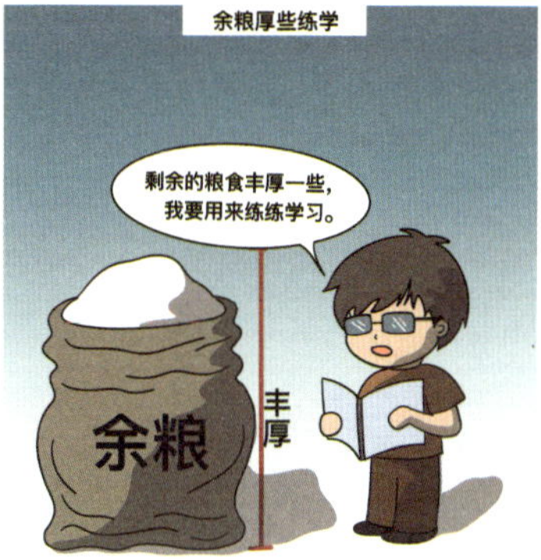

Anki 学长小贴士：剩余的粮食丰厚一些，是为了练练学习

第一百七十三组　山茱萸

药物	功效
山茱萸 （平补阴阳之要药，固精止遗之要药，防止元气虚脱之要药）	补益**肝肾** **收**涩**固**脱

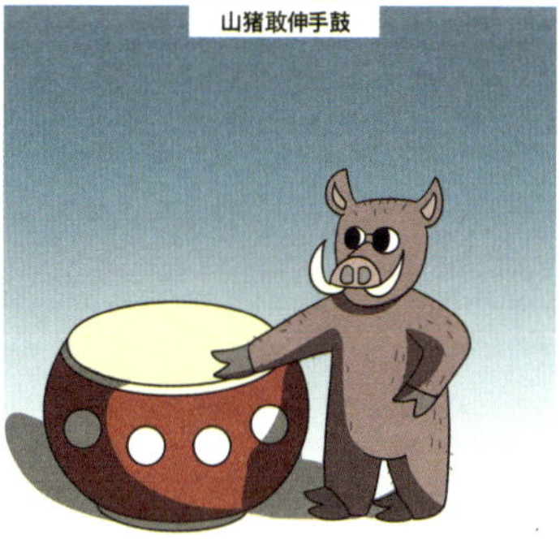

Anki 学长小贴士：山猪敢伸手打鼓

药　药　通

药物	功效
山茱萸	补益肝肾，收涩固脱
吴茱萸	散寒止痛，降逆止呕，助阳止泻，降血压，疗口疮（温里药）

第一百七十四组　覆盆子　金樱子

药物	功效
覆盆子	益肾固精缩尿 养肝明目 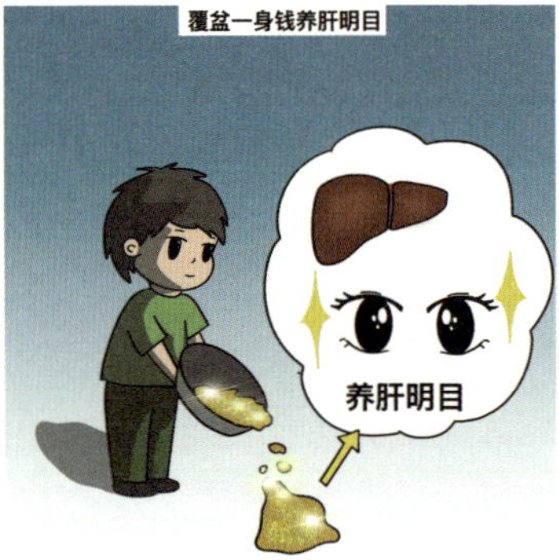
Anki 学长小贴士：覆盆倒出自己一身的钱，用来养肝明目	

药物	功效
金樱子	固精缩尿 固崩止带 涩肠止泻 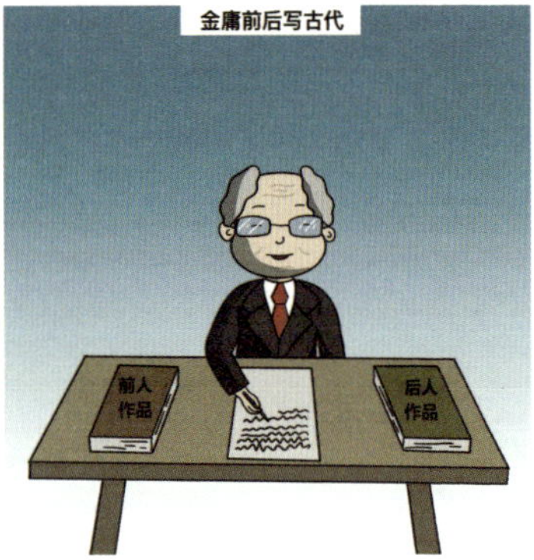
Anki 学长小贴士：金庸之前和之后都有人写古代的事	

第一百七十五组　桑螵蛸　海螵蛸

药物	功效
桑螵蛸	固精缩尿 补肾助阳 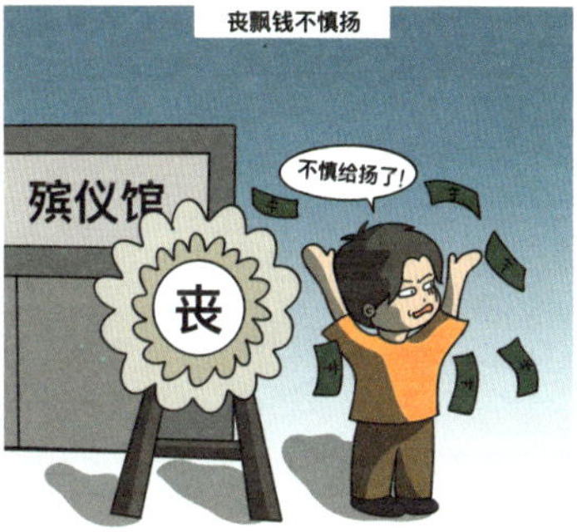
Anki 学长小贴士：办丧事飘来很多钱，大家抢的时候不慎给扬了	

药物	功效
海螵蛸 （治疗胃酸过多、胃痛吞酸之佳品）	收敛止血 涩精止带 制酸止痛 收湿敛疮 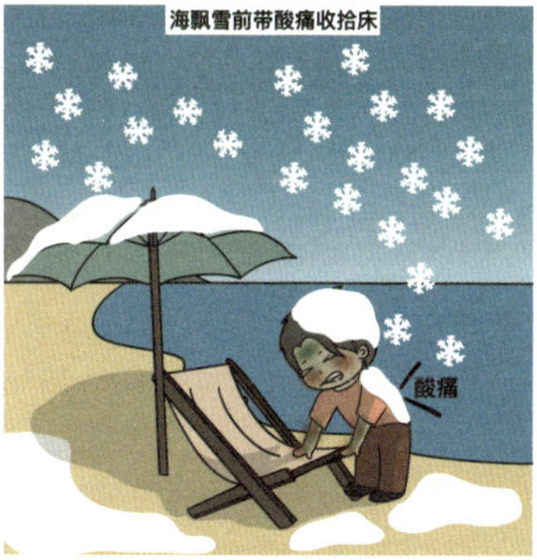
Anki 学长小贴士：在海边飘雪之前，带着酸痛收拾床	

第一百七十六组　莲子　芡实

药物	功效	
莲子	补脾止泻 止带 益肾涩精 养心安神	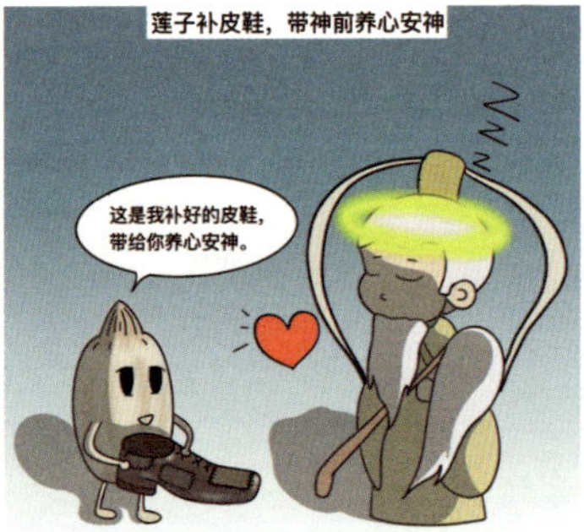

Anki 学长小贴士：莲子补好皮鞋，带给神养心安神

药物	功效	
芡实 （治疗带下证之佳品）	益肾固精 补脾止泻 除湿止带	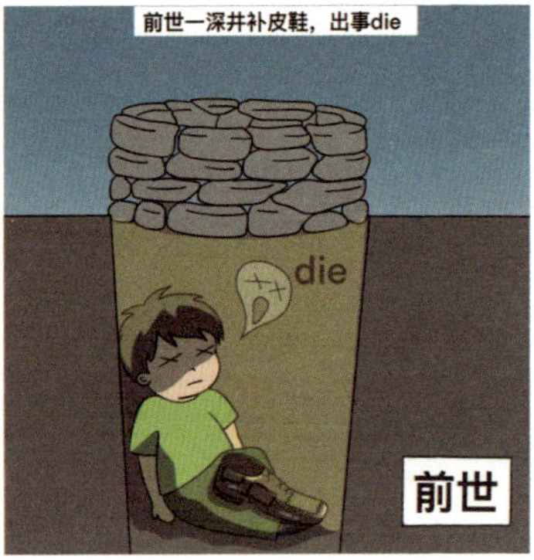

Anki 学长小贴士：前世在一深深的古井里补皮鞋，结果出事死掉（die）了

第一百七十七组　椿皮

药物	功效
椿皮	**清热燥湿** **收涩止带** 止**泻** 止**血**

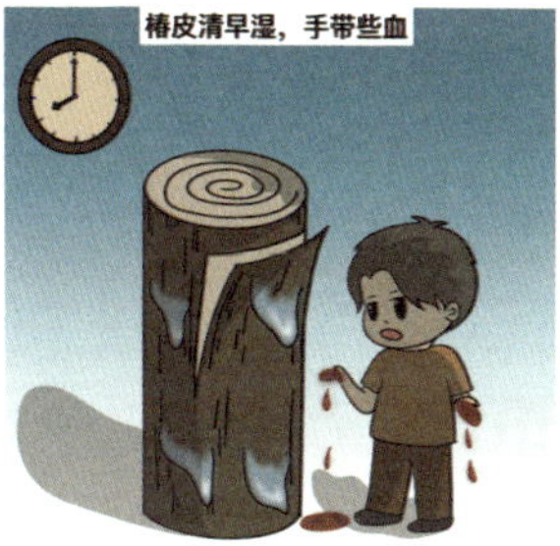

Anki 学长小贴士：椿皮大清早就湿了，为了剥皮，手受伤带了一些血

药　药　通

药物	功效
椿皮	清热燥湿，收涩止带，止泻，止血
秦皮	清热燥湿，收涩止痢，止带，明目 （清热药）

第一百七十八组　鸡冠花

药物	功效
鸡冠花	收**敛**止**血** 止**带** 止**痢**

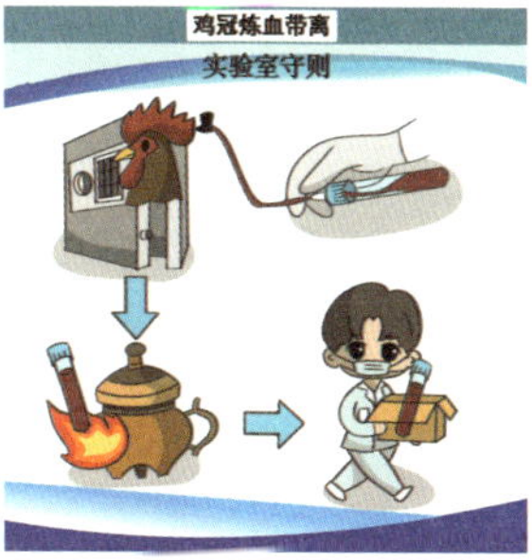

Anki 学长小贴士：鸡冠（在研究所是特殊物件），要炼血之后才可以带离

第19章　涌吐药

第一百七十九组　常山　瓜蒂　胆矾

药物	功效
常山（治疟疾之要药）	涌吐痰涎 截疟

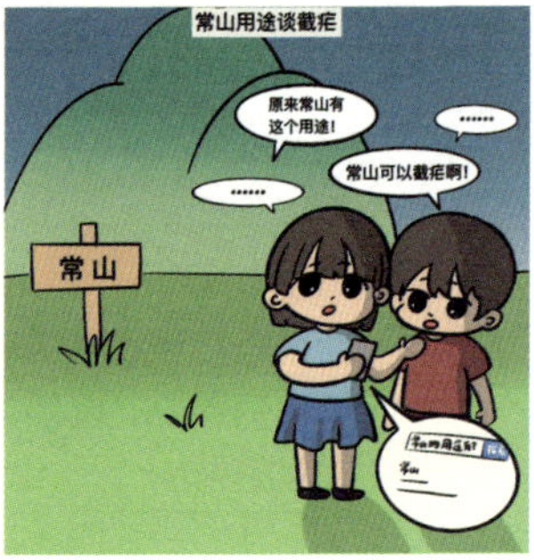

Anki 学长小贴士：关于常山的用途，大家通常谈论其截疟的作用

药物	功效
瓜蒂	涌吐痰食 祛湿退黄

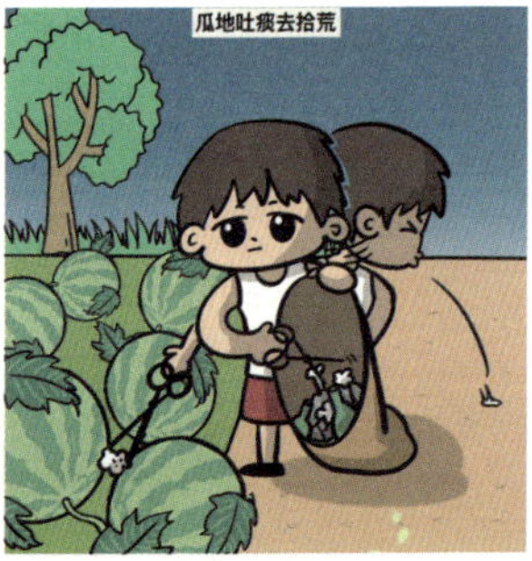

Anki 学长小贴士：瓜地里吐痰，被罚去拾荒

药物	功效
胆矾	涌**吐痰**涎 解**毒收湿** 祛腐蚀**疮** 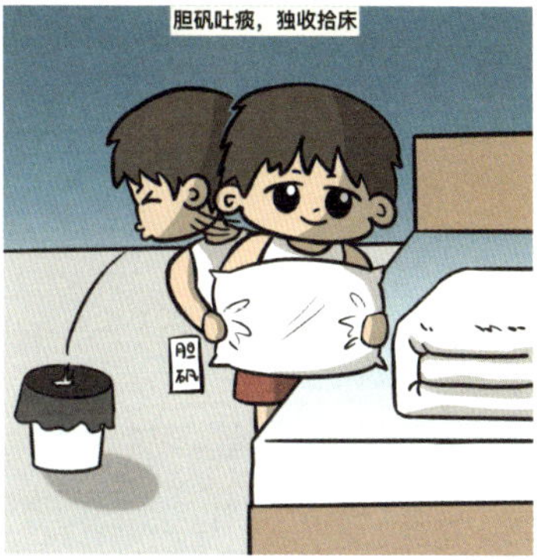

Anki 学长小贴士：胆矾吐痰，被罚独自收拾床铺

药　药　通

药物	功效
常山	涌吐痰涎，截疟
瓜蒂	涌吐痰食，祛湿退黄
胆矾	涌吐痰涎，解毒收湿，祛腐蚀疮
白矾	外用解毒杀虫，燥湿止痒；内服止血止泻，祛除风痰（攻毒杀虫止痒药）

第 20 章　攻毒杀虫止痒药

第一百八十组　雄黄　硫黄　白矾

药物	功效
雄黄	解毒杀虫 燥湿祛痰 截疟 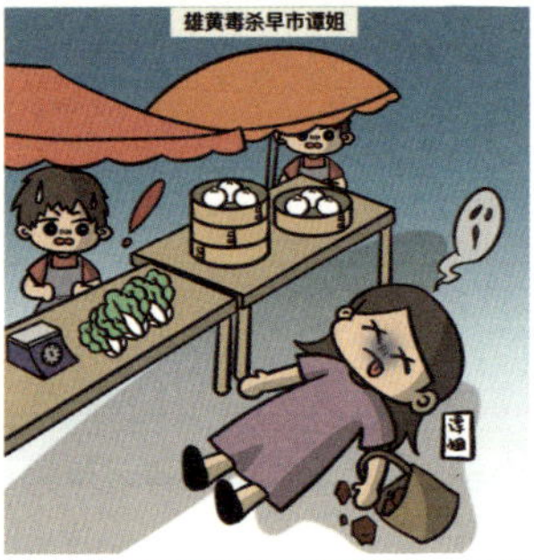
Anki 学长小贴士：雄黄毒杀了早市上的谭姐	

药物	功效
硫黄 （治疗疥疮要药）	外用解毒疗疮 杀虫止痒 内服补火助阳 通便 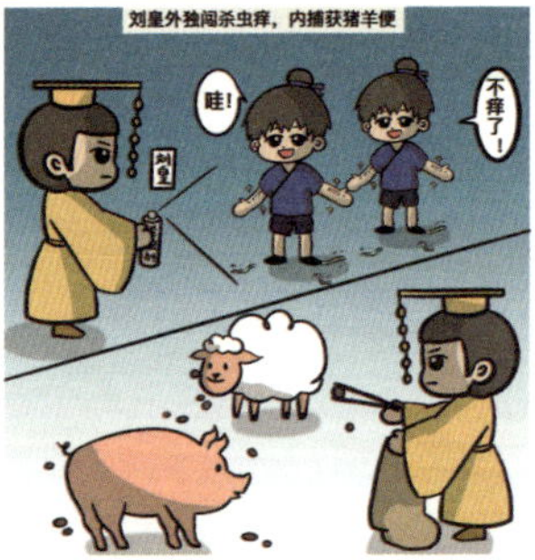
Anki 学长小贴士：刘皇帝在外独自闯荡杀虫，防止百姓痒；在内则捕获猪羊的粪便	

药物	功效	
白矾	外用解**毒杀**虫 **燥湿**止**痒** **内**服止**血**止**泻** 祛除**风痰**	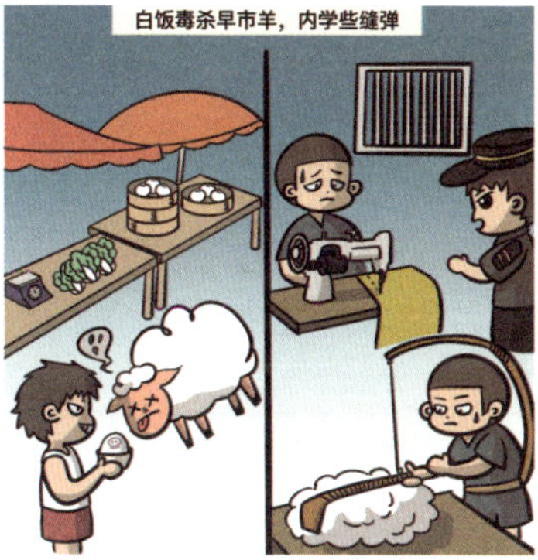

Anki 学长小贴士：用白米饭毒杀了早市的羊，被关进监狱，要学一些缝衣服和弹棉花的技术

第一百八十一组　蛇床子　土荆皮　大蒜

药物	功效	
蛇床子	**燥湿**祛风 **杀虫**止**痒** 温**肾壮阳**	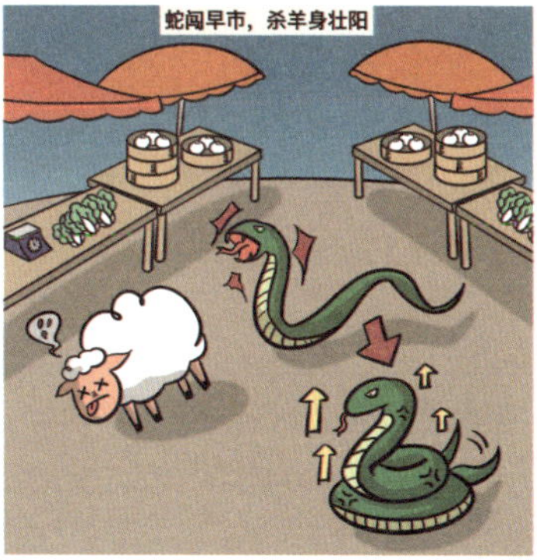

Anki 学长小贴士：蛇闯入了早市，杀了羊之后身体就强壮且阳气足了

药物	功效
土荆皮	杀虫 疗癣 止痒 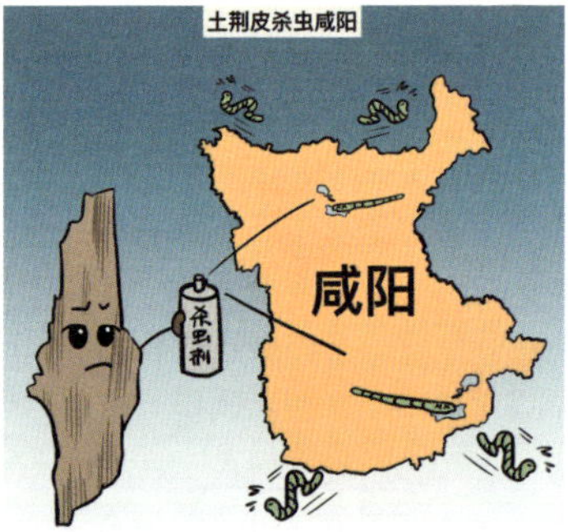

Anki 学长小贴士：土荆皮在咸阳市喷杀虫剂

药物	功效
大蒜	解毒消肿 杀虫 止痢 健脾温胃 增强食欲 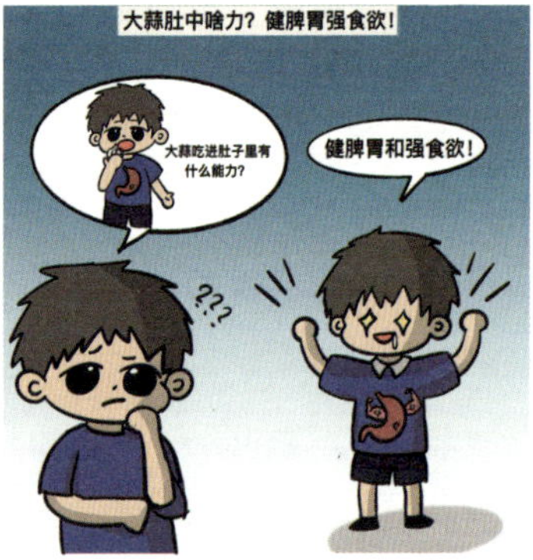

Anki 学长小贴士：大蒜吃到肚子里会提升啥能力？健脾胃和强食欲

第一百八十二组　蟾酥

药物	功效
蟾酥	解毒止痛 开窍醒神

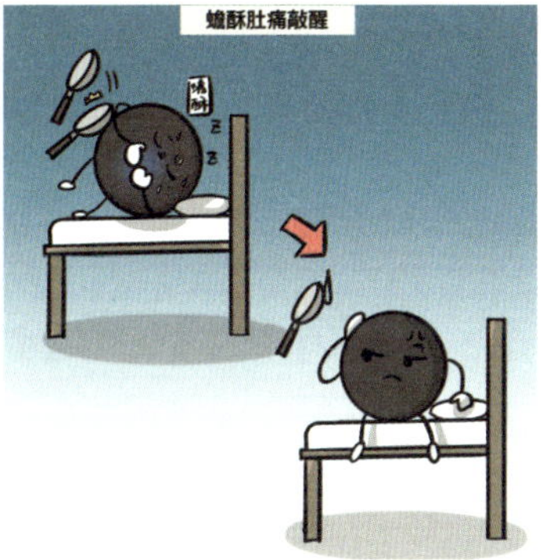

Anki 学长小贴士：蟾酥半夜肚子痛，被敲醒

第一百八十三组　蜂房

药物	功效
蜂房	攻毒杀虫 祛风止痛

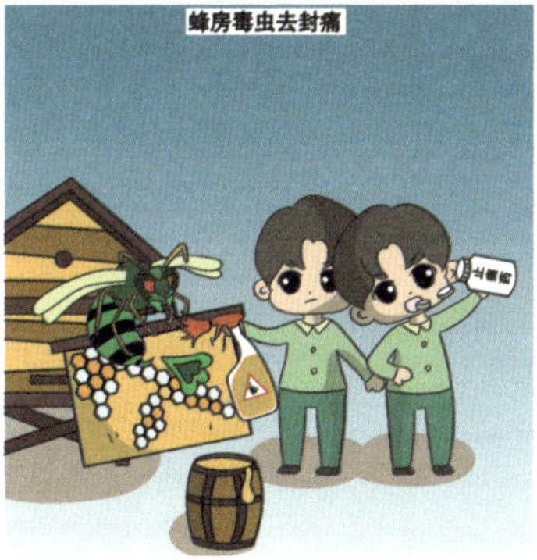

Anki 学长小贴士：蜂房里进入了有毒的虫子，快去封闭痛觉（然后杀死毒虫并清除）

第 21 章　拔毒化腐生肌药

第一百八十四组　红粉　轻粉

药物	功效	
红粉 （外科要药、有大毒）	拔毒 除脓 去腐 生肌	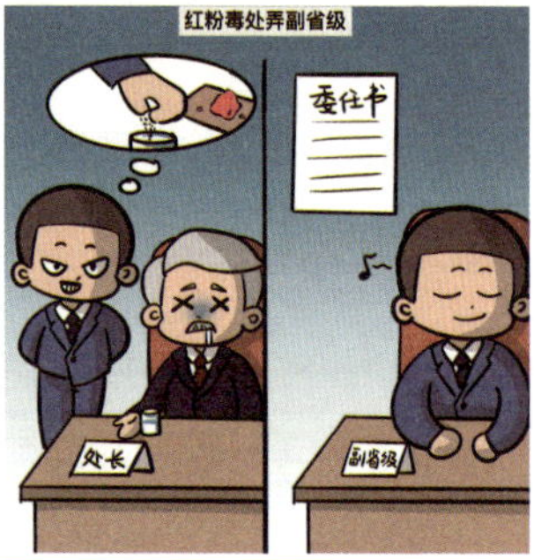

Anki 学长小贴士：用红粉给处长下毒，就为了弄到副省级的职位

药物	功效	
轻粉	外用杀虫 攻毒 敛疮 内服祛痰消积 逐水通便	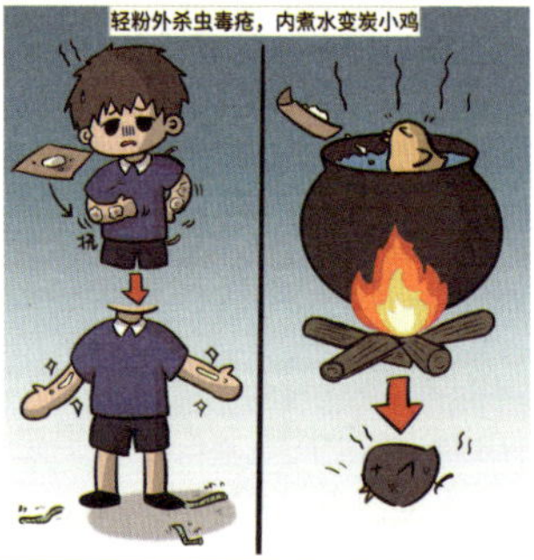

Anki 学长小贴士：轻粉外用可以杀虫并攻毒疮口，内用可以通过煮水变成炭烤小鸡

第一百八十五组　砒石　铅丹

药物	功效
砒石	外用攻**毒杀虫** 蚀**疮**去**腐** 内服**劫痰**平**喘** **攻**毒抑**癌** 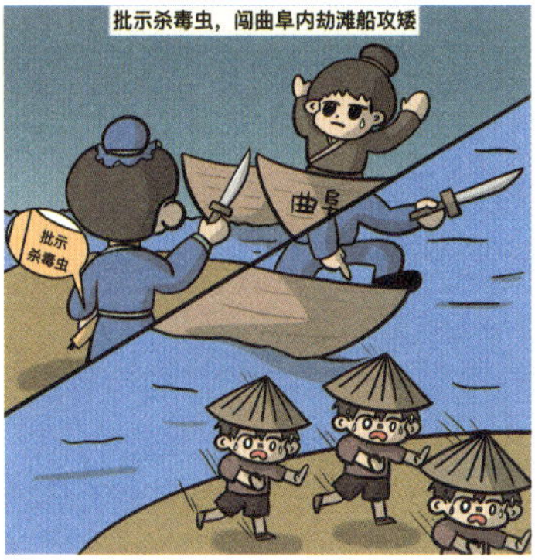

Anki 学长小贴士：得到批示要杀死毒虫，闯进曲阜内先劫海滩上的船，再去攻打矮人们

药物	功效
铅丹	外用拔**毒生肌** 杀**虫**止**痒** **内**服**坠痰镇惊** 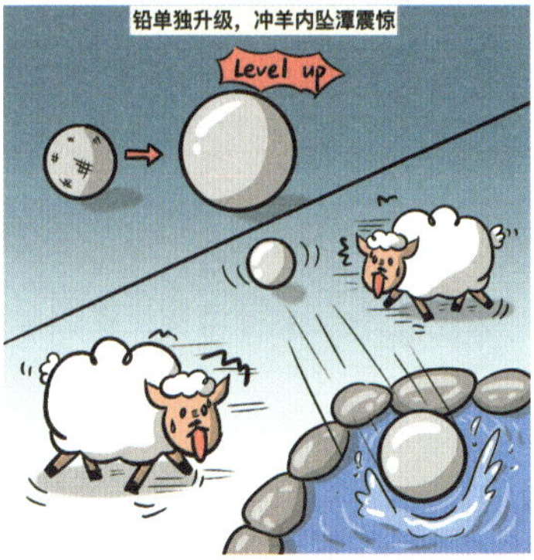

Anki 学长小贴士：铅球单独升级，冲进了羊群内坠落到潭下震惊了大家

第一百八十六组　炉甘石

药物	功效	
炉甘石	解毒明目退翳 收湿止痒敛疮	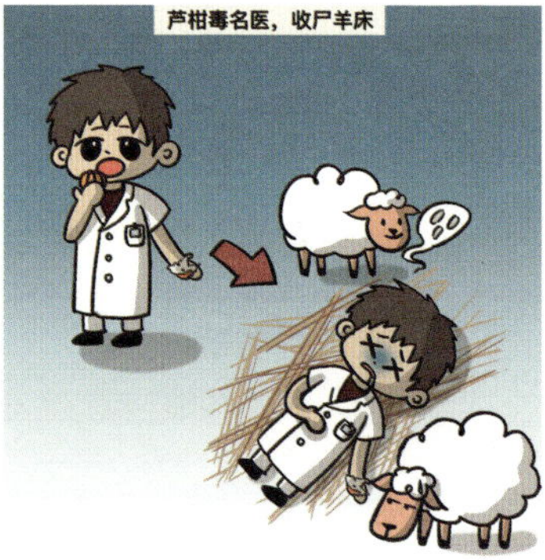

Anki 学长小贴士：芦柑毒死了名医，收尸在羊的床上

第一百八十七组　硼砂

药物	功效	
硼砂	外用清热解毒 内服清肺化痰	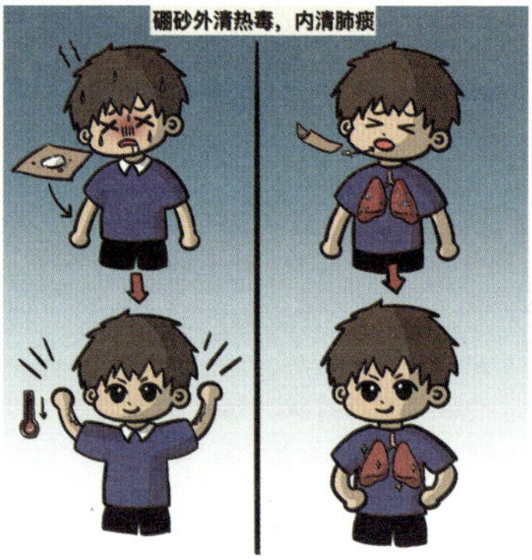

Anki 学长小贴士：硼砂在体外清热解毒，在体内则清肺化痰